脳にいい食事大全

Boost Your Brain Power in 60 Seconds

（1分でアタマがよくなる食事の全技術）

栄養コンサルタント
ミシェル・ショーフロ・クック
Michelle Schoffro Cook

児島修――訳

ダイヤモンド社

BOOST YOUR BRAINPOWER IN 60 SECONDS
by
Michelle Schoffro Cook, PhD.

Published by arrangement with RODALE INC., Emmaus, PA, U.S.A.
through Tuttle-Mori Agency, Inc., Tokyo

はじめに

本書は、1～5章と付録「脳にいい！　最高のレシピ集」で構成されている。

1章では、**「脳のパフォーマンスは食事や生活習慣で大幅に改善できる」**ことを示す、驚くべき最新の研究結果を紹介する。また、〝脳力〟や記憶力を飛躍的に高められる、「3週間脳力改善プログラム」の全体図を示す。2章では、「3週間脳力改善プログラム」の基礎になる、14の原則について説明する。この原則とプログラムで推奨するアドバイスは、3週間の実施期間を終えても、ぜひ生涯にわたって継続してほしいものばかりだ。

3章から5章は、最小限の労力で脳のパフォーマンスを最大限に高めるための、60秒で日常生活にとりいれることのできる、合計43個のシンプルなアドバイスを紹介していく。3週間のプログラムの期間中、1週間に1章分ずつアドバイスをとりいれていく。1週目（3章）はすべてのアドバイスの実践を推奨するが、2週目（4章）と3週目（5章）のアドバイスについてはまずは数個のみをとりいれていく。あまりにも多くの変化をいきなり起こすと、ストレスを感じてしまうことがあるからだ。段階的に食生活や生活習慣を改善していこう。

巻末の付録には、脳力アップのためのレシピ集を用意した。脳に効くスーパーフードや成分をたっぷりと含みながら、とびきり美味しく、かつ驚くほど簡単につくれるものばかりだ。

「脳を病気から守るためにできることはほとんどない」という主張を見聞きしたことがある人は多いだろう。だが、最新の科学はそれが間違いであることを証明している。本書では、脳の健康状態を最適にするための食品や栄養素、生活習慣を提案していく。どれも、簡単に日常生活にとりいれることができる。実践しはじめればすぐに、**思考が明確になり、記憶力が強くなり、活力が増すのを実感できるようになる**だろう。そして、脳の疾患を防ぐためにできることが実にたくさんあることに気づくはずだ。

最高のパフォーマンスをつくる14の「脳」の原則

1章と2章では、脳力改善プログラムの基盤となる14原則を学ぶ。この原則に従って食生活や生活習慣を変えることが、その後にはじめる「3週間脳力改善プログラム」の最適な準備になる。この14原則は、炎症を引き起こす有害な物質を脳からとり除き、脳のパフォーマンスを最大限に高めるための極めて重要なアドバイスだ。

「3週間脳力改善プログラム」のすべて

第1週――最強の脳をつくる食事術10（3章）

まず、脳に有害な食品や物質に注目する。私たちが日常的に口にする食品に忍び込んでいるこれらの物質を見つけ出す方法、これらを避けて脳力を最大にする方法、さらには代わりに食べるべき食品についても説明していく。第1週で指定する「避けるべき食品」は、すべて避けるようにしてほしい。これらの有害な物質を食事からとり除いていくことが、プログラムの成功にとって極めて重要だからだ。

第2週――脳のパフォーマンスを最大化するスーパーフード21（4章）

脳の健康に絶大な効果を発揮するスーパーフードと、それらを食生活にとりいれる方法について学ぶ。プログラムの第2週では、この章で紹介する21の食品から5つ以上を選び、毎日の食事にとりいれていく。この食事を続けることで、脳のパフォーマンスを高め、炎症を抑えられるようになる。

第3週——脳を最高の状態にする60秒の習慣12(5章)

科学的な裏付けのある、脳力アップのアプローチについて学ぶ。パズルや太極拳、瞑想、ストレス軽減方法、睡眠など、脳を健康にするための最善策を紹介する。第3週では、これらの12のアプローチのなかから2つ以上を選び、日常生活にとりいれていく。

脳にいい! 最高のレシピ集(付録)

おすすめの脳力アップ・レシピを紹介する。ブルーベリー・パンケーキやザクロ・レモネード、タイ風ヌードル・サラダ、プラム・ブルーベリー・グレープ・サルサ、ストロベリー・チョコレート・ロワイヤルなど、とびきり美味しくて脳を健康にするレシピを見ていく。つくり置きの活用方法、栄養満点のサラダを手早くつくる方法、健康的な朝食メニュー、外出時や旅先で健康的な食事をとるコツなどについても説明する。

脳にいい食事大全――目次

chapter2

最高のパフォーマンスをつくる14の「脳」の原則

chapter3

最強の脳をつくる食事術10

chapter 4

脳のパフォーマンスを最大化するスーパーフード21

chapter 5

脳を60秒で最高の状態にする習慣12

［付録］脳にいい！ 最高のレシピ集

Chapter 1

食事を変えると、脳も変わる!

人間の脳は、私たちが知りうる限り、もっとも複雑なシステムだ。
——アイザック・アシモフ(アメリカのSF作家。ジュディス・フーパー、ディック・テレシー著、『3ポンドの宇宙・脳と心の迷路』への序文より)

あなたの「脳力」を最大にする

現在のデジタル全盛時代では、コンピューターは人間の脳よりはるかに優れたものだと思われがちだ。だがそれは違う。地球上で、人間の脳ほど奇跡的なものはない。脳は高度な思考ができるだけでなく、環境や生活習慣に合わせて変化していく能力も備えている。

脳は、人間の身体機能や感情、記憶、知性のすべてを司っている。脳がどれくらい健全に機能しているかは、私たちが日常生活で体験するあらゆることの質を大きく左右する。にもかかわらず、記憶力が衰えでもしない限り、自らの心身をあやつり、人生にはかりしれない影響をおよぼすこの驚異的な器官のことを、じっくりと考えようとする人は少ない。

科学は長年、脳の機能や健康状態はコントロールできないと主張してきた。「脳の発達には遺伝的要因が大きく関わっている。一定の年齢に達すると脳の発達は止まり、それ以降に知的能力を大幅に向上させることはできない」と学校で教えられたり、ニュースなどで見聞きしたりしてきた人は多いはずだ。また、「脳疾患を発症した場合、奇跡的な効能をもたらす新薬でも開発されない限り、脳の健康を回復させることはできない」とも考えられてきた。

しかしいま、こうした考えは完全に時代遅れで、間違っていることが明らかになってきた。**研究結果は、人間が脳の能力や健康を大きくコントロールできることを示している。**食生活や生活習慣、ストレスなどは、脳の健康や認知能力、記憶力、脳疾患への抵抗力などに大きく影響している。もちろん、遺伝的要因も大きな役割を果たしている。だが、それは私たちが従来教えられてきたほど絶対的なものではない。

「食は人なり」(ユー・アー・ホワット・ユー・イート)という有名な言葉がある。これは脳の健康についてもこれ以上ないほどに当てはまる。私は、「食と生活習慣は人なり」

と言いたい。それくらい、生活習慣は短期的、長期的な脳の健康にはかりしれない影響をおよぼしている。脳科学で次々と新事実が発見されるのにともない、脳を健康に保ち、脳疾患を予防する方法について私たちが手に入れられる情報も、ますます増加している。

本書ではこれから、脳と記憶力に関する最先端かつ最重要の科学的知見を、脳の健康状態、すなわち「脳力」を最大限に高めるためのシンプルな方法と併せて紹介していく。

本書で紹介する**脳力アップのアドバイスは、1分もあれば実行できる簡単なものばかりだ**。これらのアドバイスに従うことで、人生は大きく変わる。効果が科学的に証明された食品や栄養素を意識的にとっていくことで、脳の健康を保ち、記憶力を高められる。それをわかりやすく説明していくことが、この本の最大のテーマだ。

現代社会では、仕事や育児、学業で忙しく、健康のために十分な時間をかけられない人が多い。しかし、どんなに多忙な人でも、1分の時間ならつくれるはずだ。その1分を、脳を健康にし、人生を変える変化をとりいれるために使ってみてほしい。

この本ではこれからその実践方法を詳しく説明していくが、その前に、本書の背景となる私の個人的な体験について少し話しておきたい。

脳力改善プログラムが生まれるまで

20年以上前、私は大きな交通事故に巻き込まれた。車は大破したが、奇跡的に運転手側のドアだけは無事だったので、なんとか外に転がり出ることができた。だが、全身に脊髄損傷、外傷性脳損傷をはじめとする大怪我を負った。事故直後から左腕がほとんど動かなくなり、呼吸困難にも苛まれた。脳損傷の影響から生じる重度の片頭痛にも長年にわたり苦しめられた。おまけに、数年後に転んで頭を地面に打ち、2度目の外傷性脳損傷を患った。その結果、それまでの症状がさらに悪化してしまった。怪我の影響は事故直後から生じたが、外傷性脳損傷の影響には、記憶障害や抑うつなど、気づくのに時間がかかるものもあった。

激痛や呼吸障害、麻痺などの、辛く長引く症状をなんとか緩和させようと、私は自分の専門領域である栄養学や薬草学の知識を総動員して改善をこころみた。さらに、自然療法や鍼灸の実践にもとり組んだ。外傷性脳損傷を治癒させるための最善策を模索し、食べ物や生活習慣を変えることで脳の働きを向上させようとした。

その結果、私は健康な脳と身体をとり戻すことができた。そして、この体験を通じて得た知見を、栄養コンサルタントとしての患者への指導にも活かしはじめた。アルツハイマー病、自閉症、うつ病、認知症、パーキンソン病、脳損傷などを患う数千人の患者に、独自に開発したプログラムを実践してもらい、目覚ましい成果を得た。この本では、私がこのように長年にわたって自分自身や数千人もの患者の脳の健康を向上させてきた体験をつうじて得た知見や研究結果、手法を詳しく説明していきたい。

私は、自分の経験や知識が、人々の脳の健康状態や記憶力を改善させ、深刻な脳疾患を予防するのに役立つことを願っている。最近、私は本書の出版元であるロデイル社と共に、本書で紹介するプログラムの効果を確かめるため、その内容に基づいた「3週間脳力改善プログラム」を開発し、人々に実践してもらった。結果は目覚ましいものだった。参加者の脳の健康状態には、大きな改善が見られた。

参加者からは、このプログラムは日々の生活にとりいれやすいという評価を得ている。また参加者は、記憶力の向上や、頭がすっきりとする感覚、活力や気分の上昇、減量などの効果がすぐに現れることにも驚いている。

多くの人が、加齢にともなう記憶力の低下には抗えないと考えている（私も以前はそうだった）。しかし最新科学は、記憶力の衰えを老化の一部として受け入れる必要はないことを示している。**適切な栄養をとり、健康的な生活習慣を実践すれば、脳機能や記憶力の低下を大幅に遅らせることは可能なのだ。**

自分の脳の状態をチェックする

本書ではこれから、私が22年以上かけて開発した科学的研究に基づいたプログラムを紹介していく。

その前に、**まずはあなたの現在の脳の健康状態を把握しておこう。**

脳の健康状態を把握するには、医師に診てもらうのが最善だが、以下のページに記す自己診断シートを使えば、食生活や生活習慣が、あなたの脳にどう影響しているかを理解できる。当然ながら、脳損傷や精神疾患の症状が見られる人は、医師の診断を受ける必要がある（ただし、たとえアルツハイマー病やパーキンソン病、認知症、うつ病などの脳疾患と診断されている人でも、このプログラムを実践することで、症状や病気の進行を遅らせたり、さらには改善させたりすることが可能だ）。もちろん、脳疾患の兆候がなく、脳の健康を保ち、脳の病気を予防したい人も、このプログラムを簡単に生活にとりいれることができる。

これから紹介する自己診断シートは、自分の現在の脳の健康状態を把握するのに役立つ。「3週間脳力改善プログラム」を開始し、最初の3週間を終えたら、この自己診断を再度実施してみてほしい。このプログラムの参加者の多くと同じく、わずか3週間でスコアが大きく改善していることに驚くだろう。さらに、それ以降も定期的にこの自己診断を実施すれば、時間の経過とともにさらなる改善が得られていることがわかるはずだ。スコアの変化を目にすることで、プログラムを続けるためのモチベーションが高まる。とはいえもちろん、このプログラムを生涯にわたって実践していくうえでもっとも強力な動機付けになるのは、脳や全身に大きな健康上のメリットがあると実感することだ。

プログラムの詳細を説明する前に、以下の自己診断シートの質問に答え、脳疾患のリスクを評価してみよう。スコアを合計したら、後続の解説のセクションで、自分のいまの脳の健康状態がどのようなものかを理解しておこう。

図表1｜脳力自己診断シート

1. アルツハイマー病と診断されたことがある（はい＝4点、いいえ＝0点）……□
2. パーキンソン病と診断されたことがある（はい＝4点、いいえ＝0点）……□
3. 外傷性脳損傷や他の脳疾患（例：ALS［ルーゲーリック病］、多発性硬化症など）と診断されたことがある（はい＝4点、いいえ＝0点）……□
4. 臨床的うつ病、統合失調症、双極性障害、他の精神疾患と診断されたことがある（はい＝4点、いいえ＝0点）……□
5. 脳震盪を起こしたことがある（はい＝3点、いいえ＝0点）（脳震盪を起こしたことがあり、そのときに意識を失った場合＝4点）……□
6. 高血圧と診断されたことがある（はい＝3点、いいえ＝0点）……□
7. 心臓病と診断されたことがある（はい＝3点、いいえ＝0点）……□
8. 高コレステロールと診断されたことがある（はい＝2点、いいえ＝0点）……□
9. スタチン系の薬剤を服用している（はい＝3点、いいえ＝0点）……□
10. 2型糖尿病と診断されたことがある（はい＝3点、いいえ＝0点）……□
11. アルツハイマー病や認知症と診断された家族がいる（はい＝3点、いいえ＝0点）……□
12. パーキンソン病と診断された家族がいる（はい＝3点、いいえ＝0点）□
13. ファストフード（加工・調理食品、市販の調味料を使った料理、外食など）を月1回以上食べている（月に1回＝1点、週に1回＝2点、週2回以上＝3点、毎日＝4点）……□
14. 30分以上の有酸素運動（心拍数が上がらないような低強度の運動は除く）を行っている頻度（運動習慣なし＝4点、月に1回＝3点、週に1回＝2点、週2回＝1点、週3回以上＝0点）……□
15. 毎日2時間以上の激しい運動をしている（はい＝3点、いいえ＝0点）……□

16. **1週間の飲酒量**(週に1〜4杯=1点、週に5〜10杯=2点、週に11〜15杯=3点、週に16杯以上=4点、飲酒習慣がない=0点) ☐

17. **喫煙量**(喫煙歴なし=0点、1日1箱=3点、1日1箱以上=4点、5年以上前に禁煙=1点、5年以内に禁煙=3点) ☐

18. **睡眠時間が7時間未満になる日の頻度**(毎日7時間以上寝ている=0点、月に1回=1点、週に1回=2点、週に2回以上=3点、ほぼ毎晩=4点) ☐

19. **甘い飲み物(砂糖やシロップ、ホイップクリーム入りのラテなど)や、甘い食べ物(砂糖入りのシリアル、菓子類、デザートなど)を食べる頻度**(月に1回=0点、週に1回=1点、週2〜3回=2点、毎日=3点、1日に2回以上=4点) ☐

20. **初体験の物事(初めての食べ物を口にする、通ったことのない道を使う、普段とは違った身体の動かし方が求められる何かをする)に、挑戦している頻度**(月に1回=3点、週に1回=2点、週2〜3回=1点、毎日=0点) ☐

21. **頭を刺激するような物事にとり組んでいる頻度。例:堅めの本を読む、知的なドキュメンタリー番組を観る、ワークショップや教室に参加する**(月に1回=3点、週に1回=2点、週2〜3回=1点、毎日=0点) ☐

22. **パートナーや家族、友人から精神的な支えを得ている**(十分に感じる=0点、ほぼ感じる=1点、時には感じる=2点、めったに感じない=3点、まったく感じない=4点) ☐

23. **周りの人から良い評判を得ている**(常に=0点、ほぼ=1点、たまに=2点、ほとんどない=4点) ☐

合計得点＿＿＿＿＿

各スコアの評価は以下の通り。

0〜10点

素晴らしい！　あなたの脳の健康状態は極めて良好だ。本書のアドバイスに従い、食生活や生活習慣にさらに気をつけることで、現在の脳の良い状態を保ち、さらに高めていくことができる。それを継続する限り、脳疾患のリスクをかなり低く抑えられる。

11〜20点

脳疾患のリスクは全般的に低いものの、長期的に脳の健康を保つためには、食生活や生活習慣を改善する必要がある。「3週間脳力改善プログラム」を実践し、改善を実感しながら脳の健康のための土台をつくろう。

21〜30点

今すぐにでも、脳疾患のリスクを低下させるために食生活や生活習慣を変えるべきだ。低レベルの炎症を軽減させ、必要な食物や栄養を脳に与え、新しいことに挑戦しよう。身体を動かすことも重要だ。ソファから立ち上がり、毎日30分散歩するだけでもいい。

31点以上

脳疾患のリスクは極めて高い。すでに脳疾患と診断されている人もいるかもしれない。脳を適切に機能させるには、必要な栄養をとり、生活習慣を改善することが不可欠だ。過去に脳疾患や外傷性脳損傷と診断されている人でも、脳の健康状態は大幅に改善できる。脳の健康をとり戻すには、今すぐ行動を起こすしかない。

注意――スコアにかかわらず、外傷性脳損傷やアルツハイマー病、パーキンソン病などの脳疾患と診断されている人は、脳の健康状態を高め、疾患の進行を遅らせるために、食生活や生活習慣の改善を始めることが不可欠だ。

脳には驚異的なポテンシャルが秘められている

脳の働きは奇跡的だ。脳は一瞬も休むことなく、身体の複雑で多様な機能をコントロールしている。**脳は28日ごとに皮膚を、30日ごとに心臓を、70日ごとに肺を再生させ、思考**

や気分、感情、動作、言語活動などを司っている。

平均的な成人男性の脳の重さは1・5キロ弱だが、そこには**「神経細胞」と呼ばれる1000億個以上の細胞がひしめいている。**神経細胞はシナプスを介して相互に接続されている。シナプスは脳細胞間を電話線のように繋ぎ、脳内で縦横に情報を伝達する役割を担っている。世界中のすべての電話機と電話線を使って行われている膨大な数の通話も、複雑さの面では人間ひとりの脳内の情報伝達活動にはるかに及ばない。高性能のコンピューターも、脳にはかなわない。

「脳の働きの大半は遺伝的に決まっていて、一定の年齢に達してしまえば、あとはいくら生活習慣を変えてもその影響によって変化したりするものではない」と思っている人もいるかもしれない。だが、**実際には脳は絶えず変化をしている。**脳には、不要になった脳細胞間の結びつきを捨て、脳内をきれいにする能力すらある。クローゼットが、めったに着られなくなった服を自動的に処分し、主人の最近の好みに合わせて新しい服を補充するようなものだ。脳は脳細胞間のつながりを常に監視している。あまり使われていないつながりを見つけたら、解体して新しいつながりのためのスペースをつくる。逆に使用頻度が高いつながりは、今後もスムーズに使い続けられるように強化する。

脳細胞には、軸索と呼ばれるワイヤー状の構造体がある。軸索は、神経細胞間の情報伝達に必要な電気信号を放出する。これらの情報を運ぶホルモンは、**神経伝達物質とも呼ばれる**。神経伝達物質は10種類以上もあり、脳細胞が送信しようとするメッセージの違いによって異なる働きをする。ドーパミン、セロトニン、エピネフリン、ノルエピネフリンなどの神経伝達物質の名前を聞いたことがある人は多いだろう。脳は、これらの神経伝達物質や他のホルモンのバランスを保つことで、私たちの気分を良くし、健康状態を保たせようとする。これらのホルモンのバランスが崩れると、病気になりやすくなる（詳しくは本書の後半で説明する）。

脳の健康状態の指針になるものは神経伝達物質のバランス以外にもある。たとえば、**「炎症」**だ。医師や患者の多くは、外傷性脳損傷や脳炎のような重症でない限り、脳の炎症のことをあまり気にしない。だが、低レベルの慢性的な炎症は、長期的に脳の健康を保ち、疾患を予防していくうえでの大きな障壁になる。

人間の脳に秘められた莫大な可能性をもっとも顕在化させているのは、意外にも幼児の脳だ。生後8カ月の幼児の脳には、約1000兆個ものつながりがある。その半分は10歳までに死滅し、残りの人生で500兆個を使うことになる。

幼児の脳は、生後数年間で、人生のどの時期よりも速く発達する。赤ちゃんは、目の前の景色、音、匂い、触覚、味覚などから絶えず情報を吸収し、身の回りの人や生き物（哺乳類、昆虫、両生類、植物など）との触れ合いからも多くを学ぶ。幼児の脳が膨大な数のシナプスを形成するのは、発達期に周囲の環境から情報を受けとり、その後の一生でさまざまな体験をしていくために必要な「配線」をつくるためだと考えられている。

五感を刺激する豊かな環境と、適切な栄養は、幼児の成長にとって極めて重要だ。だがそれは、年齢にかかわらず、どんな人にとっても同じように大切なのだ。

健康的な脳を育み、保つうえでの栄養の重要性を十分に認識している人は少ない。**消化器系は食物を分解し、脳や神経細胞を含む身体の全細胞のもとになる栄養素に変えている。**栄養が不足していたり、身体に悪い糖分や脂肪、添加物などが含まれる食物をとったりしていると、脳は必要な栄養素を得られないだけではなく、本来は人間の体内にとりこまれるべきではない有害物質の猛攻撃から身体を守るための対処をしなければならなくなる。

脳の「炎症」があなたのパフォーマンスを下げる

科学者は、**慢性的な低レベルの炎症と、関節炎、喘息、心臓病、がんなどの深刻な健康問題との関連性**を指摘している。また炎症は、うつ病や認知症などの脳疾患の要因だと考えられるようにもなってきた。

脳疾患と炎症との関連性については、まだ研究の初期段階であり、不明な点も多い。だが、これは重大な問題として考慮すべきだ。炎症が健康に悪影響をおよぼす要因であることを示す研究結果はますます増加しており、医師の多くが、C反応性蛋白（CRP）と呼ばれる炎症マーカーを使って、病気の潜在的な原因を調べるようになっている。

そもそも炎症は、人間が生存していくために不可欠な作用だ。炎症は、人体の健康を脅かすウイルスやバクテリア、菌類などの外部からの侵略者と戦うために、免疫システムが戦闘モードに入ったことの明確な兆候である。切り傷を負ったり、悪い菌に感染したりすると、免疫システムは白血球やサイトカインを最前線に送り出し、侵入者を体外に追いやろうとする。その結果、腫れや熱など、炎症や免疫系活性化の明確な兆候が現れる。このように、**免疫反応は私たちが健康や生命を保つために不可欠のものだ。だが、不要になった後も継続することがある**。それが問題なのだ。

炎症が長引いたり、慢性化したりした場合、身体に悪影響が生じる。血流に留まったサイトカインは、体内組織を傷つけることがある。脳の慢性炎症は、不安、疲労、痛み、うつ病などの、深刻な健康状態を引き起こすと考えられている。

ハーバード公衆衛生大学院のホングレイ・チェン博士らは、炎症がパーキンソン病の大きな原因であることを発見した。ニューロジー誌に掲載された研究は、炎症を防ぐことがパーキンソン病の予防と治癒に効果的であることを示している。また、アルツハイマー病の発症期間中に、罹患者の身体に炎症が見られることも知られている。

慢性的な炎症には、他にもやっかいな問題がある。現在の脳画像撮影装置では、炎症を視覚的に捉えることができないのだ。そのため、体内や脳内の炎症を調べるためにC反応性蛋白が多用されている。

炎症を画像として簡単に確認できるようになるまでには、科学の進歩を待たなくてはならない。だがそのあいだにも、食生活や生活習慣の改善によって炎症を抑えていくことはできる。この本の役割も、まさにそこにある。この本で紹介するプログラムは、炎症を減らし、脳の病気を予防・治癒するための、科学的に有効性が裏付けられた食品や栄養素、生活習慣に基づいている。

また、このプログラムは炎症の大きな要因であるストレスの軽減にも役立つ。「**幼少期にストレスの多い体験をした人は慢性炎症になりやすい**」という研究結果もある。脳の健康について考えていくためには、こうした問題も視野に入れなくてはならない。循環器疾患を持つ45歳から90歳までの約1000人を対象とした研究によれば、過去に自然災害や交通事故などの重大なストレス要因になる出来事を体験した人は、体内の炎症レベルが高かった。幼少期のストレス体験が、成人期の炎症性疾患の発生頻度に影響することを示す研究結果もある。

食生活や生活習慣が、脳疾患の発症や進行に大きく影響をしていることを示す研究は枚挙に暇《いとま》がない。この本で紹介するプログラムでは、これらの脳の健康にとって重要な問題の改善を目指していく。体内の炎症を大幅に軽減するための栄養のとりかたについては、次章で詳しく説明する。

脳力を最大限に高めるためには

これまでは、記憶力の低下や認知症、脳疾患を防ぐための有効な手段を知らず、ただ漫然と年を重ねてきた人もいるかもしれない。だが、もうそのような毎日を過ごす必要はない。この本で解説するプログラムに従えば、食生活や生活習慣を簡単に変えられる。**記憶力を飛躍的に高め、脳の疾患を予防・治癒し、脳の健康状態を最高レベルに保つことができるようになる**。その出発点となるのが「脳力アップのための14原則」だ。14原則の実践によって基礎をつくったら、いよいよ「3週間脳力改善プログラム」を開始する。このプログラムを構成するのが、1分間程度の工夫で生活にとりいれることのできる食生活や生活習慣の改善手法についてのアドバイス、「**60秒脳力アップ**」だ。

アメリカ人の2大死因は心臓病とがんだ。毎年、この2つの疾患は多くの人々の命を奪っている。だが、**ある最新の研究は、8年以内にアメリカ人の死因や疾病の要因に脳疾患が占める割合が、がんと心臓病の合計よりも大きくなると予測している。**つまり、膨大な数の人々が、脳の健康を守るための方法を必要としているのだ。

この本の内容を実践していくことで、脳の健康を自分の意思で管理していると確信できるようになる。もう、記憶力の低下を〝老化の一部〟として受け入れなくてもいい。**適切な食事と生活習慣が、記憶力や脳の健康状態を良好に保ち、アルツハイマー病やパーキンソン病などの脳疾患の予防に役立つことを示す研究結果はますます増えている。**

以前は、血液と脳のあいだで関所のような働きをする「血液脳関門」は、不浸透性の性質を持つと考えられていたが、現在では、「鍵と鍵穴」のような仕組みで、脳に通す物質と通さない物質を選別していることがわかってきた。人体に有害な化学物質は、この関門を突破する栄養素と似ているために脳に入り込むことができ、結果として炎症やプラークの原因になる。残念なことに、こうした有害物質は食品だけではなく、家庭やオフィスでよく使われている日用品や素材にもみられる。

本書ではこれから、**最小限の労力で、有害物質を排除し、脳内の炎症を抑え、脳の健康を高めるための、科学的な裏付けのある食事や生活習慣の改善方法を紹介していく。**それは、脳力と記憶力を高めたいと考えている人、すなわち私たち全員にとって価値のある内容だ。

ぜひ、この本を通じて、脳力アップのための確かなプログラムと、科学的な裏付けのある包括的なアプローチ、日常生活に簡単にとりいれられる実践的な方法を学んでほしい。これから、積極的にとるべき食品、避けるべき食品（その代わりにとるべき食品）、脳や記憶力を高めるための日常生活のアプローチを紹介していく。しかもこれらの原則やアドバイスを、一度にすべてとりいれる必要はない。3週間のプログラム期間、1週間ずつ、少しずつとりいれていけばいいのだ。

また、脳の神経伝達物質のバランスを保ち、記憶力や他の脳機能を強化し、脳を神経毒（脳や神経を傷つける物質）や炎症、疾患から守る方法についても詳しく説明する。これらの情報を、最新科学の裏付けのある、脳に効くアドバイス「60秒脳力アップ」として多数紹介する。

このプログラムを実践することで、脳を最高の状態にし、肉体に活力を漲らせ、病気に対する免疫力を高め、若々しい姿をとり戻すことができる。薬では、これと同じような効果は得られない。加えて、この本で紹介する食品や生活習慣は、毎日が心から楽しくなるような爽快感をもたらしてくれる。

次章では、素晴らしい健康効果を簡単に手にすることのできる、「3週間脳力改善プログラム」の基礎となる、14の原則を紹介する。

では、さっそく旅を始めよう！

Chapter 2

最高のパフォーマンスをつくる14の「脳」の原則

思考、推論、伝達する能力において、この物体に比類するものはない。何より驚くべきは、それが自らのアイデンティティや空間・時間を認識する能力を持っていることだ。そう、それは人間の脳にほかならない。それは、複雑な大聖堂のようなものだ。

ピーター・カヴァーニー、ロジャー・ハイフィールド著、『Frontiers of Complexity』より

本章では、脳の炎症を引き起こす悪者を退治し、食生活や生活習慣を改善して脳の健康を高める、脳力改善の原則を説明する。この原則は、これから3週間をかけて（あるいは、そのまま生涯を通して）プログラムを実践するための基礎になる。

本書が提供するステップバイステップの実践的なプログラムでは、まずこの14原則に従って食生活や生活習慣を変え、それに慣れてきたら、いよいよ「3週間脳力改善プログラム」に着手する。このプログラムでは、次章以降で紹介する「60秒脳力アップ」を3週間かけて段階的に日常生活にとりいれていく。

その前に、まずはこの章で紹介する原則に従い、基礎をつくる。そのうえで、3週間をかけ、試行錯誤を繰り返しながら、自分に合った食生活や生活習慣を実践する。従来の常識との違いに戸惑うこともあるかもしれないが、この本ではこれらの原則やアドバイスの科学的な論拠を詳しく説明していく。読み終えれば、すべての原則の論拠に納得してもらえるはずだ。

「60秒脳力アップ」のアドバイスは、**「最強の脳をつくる食事術10」**(3章)、**「脳のパフォーマンスを最大化するスーパーフード21」**(4章)、**「脳を60秒で最高の状態にする習慣12」**(5章)の3つの章に分かれている。プログラムでは、これを週に1章分ずつ、3週間かけて日常生活にとりいれていく。まずは「14原則」をとりいれ、それに慣れたところでプログラムを開始する。1週目は3章の「最強の脳をつくる食事術10」すべてを、次の週は4章の「脳のパフォーマンスを最大化するスーパーフード21」の項目のうち5つを、その次の週は5章の「脳を60秒で最高の状態にする習慣12」の項目のうち2つ以上をとりいれる。

「3週間脳力改善プログラム」は、最短21日間で実践できる(初日から原則を守ることを始め、同時にその日から第1週を開始した場合)が、「14原則」に慣れるために何日かけてもかまわないし、各フェーズに1週間以上かけてもかまわない。自分のニーズに合わせてプランをカスタマイズして、好みのペースで進めればいい。

現代人の食事は脳の「炎症」を招きやすい

現代人は、ベーコンに卵、ミルクと砂糖入りのコーヒーといった、ボリュームたっぷりの朝食が大好きだ。夕食も分厚いステーキにジャガイモの付け合わせ、クリームソースのパスタ、甘ったるいデザートを好む。**私たちが普段口にしているこうした食べ物は、低レベルの炎症を引き起こす**。〝低レベル〟だとはいえ、これは決して些細な問題ではない。炎症は脳疾患と関連している。脳の健康を保つには、炎症への対処が不可欠だ。まずは、私たちが日常的に選択している食品が、脳の健康にどのような悪影響をおよぼし得るかを見てみよう。

トランス脂肪酸を避ける

人間の脳の6割は脂肪でできている。**脳細胞を健全な状態に保つには、良質の脂質をたっぷりと脳に与えてやらなければならない**。しかし多くの人は、脳や身体に炎症を引き起こし、**害をもたらすトランス脂肪酸**（加工食品、調理済み食品、ファストフード、焼き菓子、外食

料理などに多いを日常的に口にしている。ショートニングやマーガリンなどを材料にする食品（クッキー、パイ、パン）にも、トランス脂肪酸がたくさん含まれている。もちろん、健康的な材料が使われているクッキーやパンなどもあるが、それらは一部にすぎず、入手も簡単ではない。トランス脂肪酸は脳を健康に保つために必要な血液脳関門を傷つけるので、有害物質が脳の繊細な灰白質に入り込む原因になっている。

脳や血液脳関門に問題を引き起こすものは、他にもある。近年、私たちが生きていくうえで不可欠の「**必須脂肪酸**」と呼ばれる不飽和脂肪酸であるオメガ3脂肪酸とオメガ6脂肪酸に注目が集まるようになった。望ましいのは、この2つの脂肪酸をバランス良くとること（オメガ3：オメガ6を1対4が理想的だとされている）だが、実際にはオメガ6脂肪酸を過剰に摂取している人が大半だ。現代人の多くは、オメガ3脂肪酸の20〜40倍のオメガ6脂肪酸を摂取している。オメガ6脂肪酸は適量であれば健康に良いが、このようなアンバランスな比率で摂取されると過剰な炎症を引き起こしてしまう。このため、炎症を起こさないオメガ3脂肪酸を積極的に摂取すべきだが、そのような健康的な食生活を実践している人は少ない。

オリーブオイル、サケ、ホウレンソウから良い脂質をとる

現代人の食事には、必須脂肪酸であるオメガ3脂肪酸がごくわずかしか含まれていない。**オメガ3脂肪酸は、脳を炎症から守り、脳細胞の健康を保ち、脳細胞間ですみやかに情報を伝達する**ために必要だ。現代の一般的な食事には、オメガ6脂肪酸や、さらに身体に悪いトランス脂肪酸が多く含まれている。家庭やレストランでよく使われているトウモロコシ油、ベニバナ油、ヒマワリ油、そして定義のあいまいな「植物油」（揚げ物や各種の調味料、マヨネーズ、調理加工食品の原材料に使われることが多い）にはすべて、オメガ6脂肪酸が含まれている。オメガ6脂肪酸は、前述した高オメガ6食品を飼料として与えられる動物の肉にも含まれている。このような食品が大量に消費されていることが、私たちが口にするオメガ6脂肪酸とオメガ3脂肪酸のバランスが崩れる原因になっている。

オメガ3脂肪酸が含まれている食品には、**亜麻仁油、チアシードオイル、オリーブオイル、クルミ油、ホウレンソウやケールなどの濃い緑色の野菜や植物、サケ、イワシ、サバ、アンチョビなどの魚**などがある。

必須脂肪酸の比率がオメガ6に偏り、健康的な脂質が脳に行き渡らないこと以外にも、脳内で炎症が起こりやすくなる原因がある。それは、私たちが口にする食用油の質だ。油

は種類ごとに発煙点（煙が立ち始める温度）が違う。発煙点以上の温度で熱すると、油の質が大幅に損なわれてしまう。デリケートな油は発煙点に達すると傷つき、食べた人が炎症を起こしやすくなる（発がん性を帯びることもある）。このため、発煙点が極めて低い亜麻仁油などは、加熱すべきではない。オリーブオイルは約160度で、マカダミアナッツオイルは約210度で発煙点に達する。しかし、市販の食用油は、すでに製造段階で高温加熱されている。このように高温処理された油は、脳の健康を損ない、炎症を引き起こす原因になる。例外はエクストラバージン・オリーブオイルだ。少数ではあるものの、最近では30度以上の熱を加えずに加工した「コールドプレス製法」のバージンオイルを、冷やした状態で販売しているスーパーもある。健康食品店でも、身体に良いコールドプレス油が売られていることが多い。

フライドポテトやオニオンリング、ポテトチップス、ナチョスなどの揚げ物が炎症を引き起こしやすいことは、あらためて説明するまでもないだろう。誰でも、揚げ物が健康にあまり良くないものであることを知っている。油が高温で加熱されること、繰り返し使われることが、こうした揚げ物が脳や身体に炎症を起こす理由だ。**発煙点以上の温度で加熱されたり、何度も繰り返し使われたりすると、炎症を引き起こしやすい油になる。**

これらの有害な脂質を避け、代わりに何をとればいいかについては、「60秒脳力アップ」の項目4（67ページ）で詳しく説明する。

糖質は豆や野菜から摂取する

大切なのは、脂質だけではない。脳をスムーズに機能させるには、十分なエネルギーが必要だ。エネルギーはさまざまな食品から得ることができるが、その主な供給源になるのは複合炭水化物（ブドウ糖や果糖など消化吸収の早い単純炭水化物が結合したもの）だ。しかし、摂取する炭水化物の質が悪いために、脳に満足な燃料を与えられていない人は多い。

脳が適切に機能するためには、ゆっくりとしたペースの安定したエネルギー供給が必要だ。しかし現代人の脳は、間違った種類の燃料を入れたまま走り続けている車のようなものだ。

豆類や野菜、全粒穀物からは、ゆっくりとしたペースの安定した糖質（炭水化物から食物繊維を除いたもの）が脳に供給される。これは、脳にとって適切な燃料だ。しかし、私たちはペストリーやドーナツ、キャンディー、ケーキ、パン、白米、ジャガイモなどから多くの糖質を摂取している。甘い物をたくさん食べると血糖値が急上昇し、1、2時間後に急下降する。そのため脳は必要なエネルギーを得られず、忘れっぽくなる、疲れる、イライラする、落ち込む、甘い物が食べたくなる、といった症状に襲われやすくなる。朝食を抜

意外にも砂糖を含んでいる
12の食品

砂糖は、思いがけない食品のなかに忍び込んでいる。砂糖の過剰摂取は、さまざまな病気と結びついている。スプーン数杯の砂糖の摂取は、免疫システムの働きを6時間もストップしてしまうことがある。それだけに、どのような食品に砂糖が含まれているかを知ることは、健康を保つために極めて重要だ。食品を購入するときは、ラベルを見て、グルコース（ブドウ糖）、マルトース（麦芽糖）、フルクトース（果糖）など、名前の末尾に「ース（-ose）」がつく成分があるかどうかを確認しよう。これらの成分はすべて砂糖が姿を変えたものだ。また、ラベルに表示されていなくても、砂糖はさまざまな経路を通じてあなたの食生活に潜入してくる。ナンシー・アップルトンはその著書『Lick the Sugar Habit』のなかで、密かに砂糖が含まれていることが多い12の食品を挙げている。

- 加工食品やレストラン料理の調理で使われるパン粉の多くには砂糖が含まれている。
- レストランで提供されるハンバーガーには、調理中に肉が固くなるのを防ぐために糖類(コーンシロップや乾燥糖蜜の形で)が加えられることが多い。
- サケは缶詰加工時に糖液を加えられることが多い。
- 食肉用の動物の飼料には、肉の味や色合いを良くするために砂糖が使われることが多い。
- 一部のファストフード店では、砂糖や蜂蜜の溶液を注入した鶏肉を販売している。
- 食塩やシーズニングソルトにさえ、砂糖が含まれていることがある。
- ランチョンミート、ベーコン、缶詰肉の加工に砂糖が使われることがある。
- 固形ブイヨンの多くには砂糖(とグルタミン酸ナトリウム=MSG)が含まれている。
- ピーナッツバターには砂糖が含まれていることが多い。
- シリアルには大量の砂糖が含まれていることが多い。
- 市販のケチャップに含まれるカロリーの約半分は砂糖に由来している。
- クランベリーソース缶のカロリーの9割以上は砂糖に由来している。

く、食事の間隔を空ける、不規則な時間に食事をとる、などの悪い食習慣をしている人も、脳を最適なレベルで機能させるためのエネルギーを十分に与えられない。そして、「なぜいつもこんなに気分が冴えず、記憶力が悪く、苛立っているのだろう?」という思いを漠然と浮かべながら毎日を過ごすことになる。

ビール、ワインは飲まない日をつくる

ビール、スピリッツ、ワインなどのアルコール飲料は、体内で濃縮された砂糖と同じように作用する。このため、適量を心がけるか、飲むのを止めることをお勧めする。「赤ワインは脳に良い」とよく言われるが、それは赤ワインに含まれる成分であるレスベラトロール(ポリフェノールの一種)のメリットが、アルコールが脳細胞にもたらす悪影響を上回るという考えに基づいている。レスベラトロールをワイン以外の食物から摂取する方法については、148ページの「60秒脳力アップ」の項目28で詳しく説明する。もちろん、アルコールをきっぱりと止める必要はない。だが、飲まない日をつくることはとても重要だ。

人工甘味料は最悪

人工甘味料は砂糖の良い代わりになると考えている人は少なくない。**だが実際には、そ**

れは砂糖よりもたちが悪い。ニュートラスイート、スプレンダ、サッカリン、アスパルテーム、アミノスイートなどさまざまな種類の人工甘味料はすべて健康に悪いので、できる限り避けよう。**これらの甘味料には、頭痛や抑うつ、パーキンソン病に至る、さまざまな症状や疾患と関連性があることがわかっている。**私自身、人工甘味料を毛嫌いしている。読者にも、同じようにこれらを避けてもらいたい。人工甘味料については、47ページの「脳力アップの14原則」の項目9を参照のこと。

赤身肉、鶏肉の一部は脳に炎症を招く

赤身肉や、抗生物質・ホルモン剤を使って飼育された鶏肉は体内に炎症を引き起こす。ビーガンやベジタリアンになる必要はないが（とはいえ、野菜中心の食生活は肉食中心のものよりもはるかに炎症を起こしにくい）、肉はメインディッシュではなく副菜という位置づけにするのが望ましい。食事に含まれる赤身肉の量を減らし、ホルモン剤や抗生物質が含まれない鶏肉を選ぶだけで、炎症を大幅に軽減できる。天然の魚はオメガ3脂肪酸が多く、抗炎症作用があるため、肉の代わりに積極的にとりたい。肉を減らした高タンパクの菜食主義的な食生活については、70ページの「60秒脳力アップ」の項目5を参照のこと。

加工・調理食品は避けよう

加工食品や調理済み食品の大半は、炎症を起こす食品リストの上位に位置している。身体に悪い油や砂糖、人工甘味料、添加物、さらには着色料、うま味調味料、安定剤、防腐剤（亜硫酸塩や安息香酸塩など）が使われているからだ。もちろん、豆類やキヌアなどのパッケージ食品には、他のファストフードや加工食品のように身体に悪い材料があまり使われていないものもある。スーパーで食品を購入するときは、食品表示ラベルを見て、これらの成分が含まれているかどうかを確認しよう。ファストフードや食料品店で売られている調理済み食品には、食品表示ラベルが貼られていないことが多いが、これらの食品の多くには神経毒性（神経細胞や脳細胞に悪影響をもたらす）成分が使われている。加工・調理済み食品の消費量を減らすことは、食品添加物を食卓から追放するための大きな一歩になる。

牛乳信仰はまやかし

牛乳を常飲している人は、乳製品の危険性について考えてみてほしい。乳製品メーカーは大金をかけて「牛乳は健康にいい」と盛んに宣伝しているが、牛乳やヨーグルト、アイスクリーム、カッテージチーズ、バター、チーズなどの乳製品を避けるべき理由はたくさんある。**乳製品をとると、身体で炎症が起こりやすくなる。**それは、現代の酪農システムや、乳製品の製造手法、商業主義などが関連している。今日の乳製品にはホルモン剤や抗生物質、他の有害な成分が含まれていて、わずか1世紀前とも大きく違ったものになっている。**有機的な酪農方法で製造された製品ではない限り、できる限り避けるべきだ**（ただし、有機酪農で製造された乳製品でも摂取すると炎症を起こす人は少なくない）。

欧州の疫学専門誌『European Journal of Epidemiology』に掲載されたメタ分析研究によると、乳製品の摂取量はパーキンソン病のリスク上昇と関連性がある（毎日約200ccの牛乳を摂取する毎に、調査対象者のパーキンソン病のリスクが17％増加していた）。牛乳は、焼き菓子やペストリー、パン、飲み物などだけでなく、他の意外な食品にも使われている。すべて、私たちが日常的に口にする食品だ。

乳製品がダメな8つの理由

乳製品をとるのを止めるか、とる量を大幅に減らすべき理由を挙げてみよう。

1．牛乳は本来、子牛が飲むためのものだ。人間は乳児期以降にミルクを飲む唯一の生き物だ（人間が与えたミルクを飲むペットを除く）。別の生き物のミルクを飲むのも人間だけだ。子牛は牛乳を消化するために胃が4つあるが、人間には1つしかない。

2．乳製品にはホルモンが含まれている。牛乳に含まれるホルモンはヒトホルモンよりも強力だ。さらに、乳牛には成長を促進させ、乳の量を増やすために、ステロイドやホルモン剤が投与されている。こうしたホルモンは、ヒトホルモンの繊細なバランスに悪影響を与える可能性がある。

3．酪農牛の飼料には、遺伝子組み換えトウモロコシ、遺伝子組み換え大豆、動物性飼料、鶏糞、綿実油、殺虫剤、抗生物質などが含まれている。このような餌を食べた牛から、牛乳はつくられている。

4．**乳製品の消費量と骨粗鬆症の発生率の関連性を示す研究結果は多い**。乳製品の広告の主張とは正反対の内容だ。

5．**乳製品と関節炎の関連性を示す研究結果がある**。リチャード・パヌシュによる研究では、飲み水を牛乳に置き換えたウサギの関節に炎症が生じやすくなった。牛乳や乳製品の摂取を止めた被験者の関節炎の痛みや腫れが半減した研究もある。

6．乳製品には低温殺菌処理が施されるのが一般的だ。その過程で、**ビタミンやタンパク**

質、酵素が破壊されてしまう。消化を助ける酵素が破壊されることで、牛乳は消化しにくくなり、人体の酵素系に負担をかける。

7. 牛乳の多くは味を良くするためにホモジナイズ（成分の均質化）が施されている。その結果、牛乳に含まれるタンパク質の性質が変わり、消化しにくくなってしまう。人間の身体はこうしたタンパク質を〝外部からの侵略者〟と見なすことが多いため、**免疫系が過剰反応して炎症が起こりやすくなる。**

8. 牛の飼料に含まれる農薬は、牛乳や乳製品にも入り込む。**農薬は身体に有害な影響をもたらす可能性のある神経毒だ。**

精製された穀物は砂糖と同じ

精製した小麦を材料にしているパンやペストリー、焼き菓子などは、できるだけ避けよう。精製された小麦は、体内で砂糖と同じように作用する。また、「未精製の小麦なら身体にいいはずだ」と考える人もいるだろうが、注意すべき点もある。全粒の小麦を材料にするパンやパスタ、ペストリーには、少量の小麦粉や他の精製された穀物が含まれていることが多く、炎症の原因になりやすいからだ。

さらに、精製か全粒粉かを問わず、小麦粉にはグルテンが含まれている。グルテンは、穀物に含まれるタンパク質の一種で、すべての人に当てはまるわけではないが、摂取すると炎症を起こしやすくなる場合がある。医師の診察を受けても原因がわからない体調不調がある場合、専門の医師にグルテンに対するアレルギーや過敏症の有無を調べてもらうことをおすすめする。グルテンフリーの穀物や穀物製品に切り替え、健康状態が改善するかどうかを確かめてみるという方法もある。グルテンへのアレルギーや過敏症がある場合、グルテンの摂取を完全に止めること（グルテンを一度でも食べてしまえば、グルテンフリーによって得られているメリットも台無しになってしまう）。ただし、グルテンは一部の人にとっては極めて有害ではあるものの、ほとんどの人にとっては完全に避けるべき対象ではない。グルテンアレルギーや過敏症がない場合は、グルテンの摂取量を減らすだけで炎症軽減の効果が得られる。

そば粉、玄米などのグルテンフリー穀物をとる

精製・全粒粉の小麦粉以外に、グルテンを含んでいるために摂取量を減らすべき（アレルギーがあれば、完全に止めるべき）穀物には、ライ麦、スペルト小麦、カムット小麦、オート麦、オートミールなどがある。オート麦やオートミールの食品表示ラベルに「グルテンフリー」と記載されていない場合は、グルテンが含まれている可能性がある。これらのグ

ルテン含有食品の代わりに、そば粉やキヌア、キビ、玄米、野生米、黒米（紫黒米）などのグルテンフリーの穀物や種子、およびこれらを材料にした粉を使うようにしよう。

脳にいい食事の原則14

ではいよいよ、**脳を疾患から守り、記憶力や認知能力の衰えを防ぎ、強く健康な脳をつくるためのプログラムを始めよう。**脳疾患の兆候がすでに見え始めている人でも、この14の原則に従うことで脳の健康をとり戻せる。最高に冴えた状態の脳をつくるためには、タンパク質に含まれるアミノ酸、健康的な複合炭水化物に含まれる糖質、健康的な脂質に含まれる必須脂肪酸、各種のビタミンやミネラルなどの栄養素が多く含まれる食事をとる必要がある。健全な脳をつくるために必要なこれらの食品については、この本で詳しく紹介していく。

原則❶ 赤身肉や乳製品の摂取量を減らす

赤身肉や乳製品には、飽和脂肪酸が含まれている。**飽和脂肪酸は血中のコレステロール値を上昇させ、脳内のアミロイド斑の形成を促し、アルツハイマー病などの脳疾患のリスクを高める**。アメリカ、シカゴでの研究によれば、飽和脂肪酸の摂取量が最高レベルの人は、アルツハイマー病の発症リスクが3倍に増加する。赤身肉や乳製品の摂取量は、1日に1サービング（乳製品2分の1カップまたは赤身肉を約170グラム）以下、週に5回以下にすること。赤身肉をとらない日には、白身の鶏肉や魚（170グラム以内）を食べるとよい。理想は、週に数回、菜食のみの日をつくることだ。月曜日に肉類を食べない「ミートレス・マンデー」という方法もある。これを実践すれば、脳力アップのための大きな一歩を踏み出せる。

アミノ酸は、タンパク質の基礎になる栄養素だ。タンパク質が豊富な食品は、体内でアミノ酸や他の栄養素に分解され、脳細胞に欠かせない養分になる。ただし、タンパク質が豊富であれば何を食べてもいいというわけではない。赤身肉は少量でも脳に十分な栄養を供給できる。にもかかわらず、これらを食べ過ぎている人は多く、炎症性のアラキドン酸に分解されやすい**オメガ6脂肪酸や飽和脂肪酸を過剰摂取してしまっている**。前述したとおり、オメガ6はオメガ3との健全なバランスを保つ形でとる分には問題ないが、現実的にはとりすぎている人が多く、炎症を引き起こす原因になっている。飽和脂肪酸も同様で、少量であれば問題ないが、ほとんどの人は過剰に摂取している。

良質のタンパク質はアボカド、ナッツ、もやしからとる

消化に良く、良質のタンパク質が多く含まれている食品には、アボカド、豆類（レンズ豆やインゲン豆など）、ナッツ、ナッツバター、アーモンドミルク、豆乳、豆腐、もやし、アルファルファもやしなどがある。植物性のタンパク質については、「60秒脳力アップ」の項目5（70ページ）で詳しく紹介する。

「タンパク質＝肉」という考えは捨てるべきだ。最近は高タンパク質の食事が大流行しているため、「タンパク質はどのようにしてとればいいのか」と尋ねられることが多い。私は、「肉以外にもタンパク質が含まれている食品は多くある。菜食主義的な食事から得られるタンパク質は消化にも優れている」とアドバイスしている。

原則 2 精製された穀物を避け、全粒の穀物をとる

キヌア、玄米、キビ、野生米、アマランサス、テフ、タピオカ、クズウコン、モロコシなどのグルテンフリーの穀物を積極的にとること。

体内にとりこまれた健康的な炭水化物は、脳のエネルギー源になる糖質に分解される。これを根拠にして、甘い物に目がないことを正当化しようとする人は多い。しかし、身体が本当に必要としているのは、特定の種類の糖質だ。ソーダやアイスクリーム、ケーキ、クッキーなどの甘い飲食物に含まれる精製・濃縮された糖は、血糖値の急激な上昇とその直後の急低下を招く。砂糖の摂取によって生じるこの血糖値のジェットコースター的な上下動は、免疫システムはもちろん、脳の健康にとって極めて有害だ。

脳が本当に必要としているのは、果物、全粒穀物、豆類などの健康的な炭水化物から得られる持続的なエネルギーだ。豆類はタンパク質と炭水化物の両方が豊富で、脳の健康にとって優れた食品だ。

前述したように、穀物の多くにはグルテンが含まれている。グルテンは、グルテン過敏

症の人に免疫反応を引き起こす粘着性の物質だ。グルテン過敏性は、花粉症や環境アレルギーと同じような症状はほとんど起こらないが、身体全体に低レベルの炎症を生じさせる場合がある。炎症は多くの脳疾患と関連しているため、グルテンが含まれる穀物はできる限り避けるべきだ。グルテンが含まれる穀物には、小麦（全粒小麦、精製小麦粉）、ライ麦、カムット、スペルトなどがある。

考古学によれば、人類が穀物を食べ始めたのは約1万年前の農業革命以降だ。諸説はあるが、それ以前は、果物やナッツ、種子、野菜、ハーブ、少量の肉を食べていたと考えられている。グルテンを含む食物をとることで問題が生じる人がこれほど多い理由は、こうした人類進化の過程にあると考える専門家は多い。人間の身体は環境に素早く適応すると思われているが、必要栄養素や消化能力はそう急には変わらないのだ。

穀物は、精製よりも全粒のものをとることが重要だ。精製された穀物は血糖値の急激な上下動を引き起こすため、脳内エネルギーの不足を招く。『500 Low-Carb Recipes』の著者ダナ・カーペンダーはこう述べている。「精製小麦粉は、小麦に本来含まれている食物繊維や栄養素のほとんどをとり除いて、ごく一部だけを残したような食品だ。喩えるなら、バス停まで歩くあいだに、強盗に服や金、靴など身の回りの品をすべて奪われ、最後にお情けで靴とバス賃だけを返してもらうようなものだ」

全粒穀物は玄米でとろう

グルテンフリーの全粒の穀物や炭水化物には、玄米、野菜、黒米、アーモンド粉、タピオカ粉、アマランサス、クズウコン、キヌアなどがある。玄米は白米よりも栄養価が高く、ビタミンEや食物繊維が多く含まれている。古代インカで神聖な主食として大切にされてきたキヌア（正確には穀物ではなく種子だが）には、良質のタンパク質、鉄、ビタミンB群、繊維が含まれている。アマランサスは重要な栄養素がぎっしりと詰まった、グルテンフリーの古代の穀物だ。

野生米も厳密には穀物ではなく、アメリカ・カナダ原産の水生植物の種子の一種だ。他の穀物よりも少し高価だが、タンパク質含有量が多く、木の実のような味わいを楽しめるので、価格に見合う価値は十分にある。セリアック病（グルテンをうまく消化できず、その結果として身体へのさまざまな悪影響が生じる疾患）を患っている人や、グルテンや小麦に対する過敏性がある人にとっては、良い選択肢になる。スープやシチュー、サラダ、ピラフなどに加えると美味しい。野生米は黒い色をしている。白米と野生米がブレンドされて売られていることは多いが、その大部分は精製された白米だ。精製された米を避けたいときは、野生米のみをとるようにしよう。

原則3 グルテンフリーを実践してうつ病や精神疾患を予防する

バイオロジカル・サイキアトリー誌に掲載された最近の研究は、グルテン過敏症とセリアック病の、統合失調症・精神疾患との関連性を指摘している。

ジョンズ・ホプキンス医科大学小児科学部の研究者が、精神疾患を最近発症した患者129人、軽度の統合失調症患者191人、対照群151人の合計471人を対象にして実験を行った。統合失調症患者や精神疾患患者のグルテンに対する過敏性を調べるために、さまざまなタイプの抗体（ウイルスや細菌から身体を守るための物質）のレベルを測定した。精神疾患患者の1％弱が、セリアック病の兆候を示した。その一方で、統合失調症や精神疾患の患者の多くは、グルテンに対する抗体レベルが高いことがわかった。

精神疾患患者とセリアック病患者には類似した症状が見られるが、その免疫反応は異なっていた。精神疾患患者は対照群と比べても、グルテンに対する反応が大きく違っていた。これは、グルテンに対する異常な免疫反応が精神疾患を引き起こす要因になる可能性を示唆している。もちろん、今後のさらなる研究が必要だが、この研究結果は精神疾患を患っている人がどのような食事をとれば良いかについての重要な情報になるだろう。

原則4 1日3回の食事と、合間の軽食は必要

血糖値を安定させるために、毎日3回の食事と、その合間に健康的な軽食をとること。十分な血糖（血液中の糖分）は、脳の最適なパフォーマンスのために不可欠の燃料だ。そのため、血糖がゆっくりと安定したペースで脳に供給されるように胃に栄養を補給することが重要になるが、ほとんどの人はそれとは正反対の方法で食事をとっている。つまり、食事を抜いたり、菓子などの砂糖が多く含まれる食べ物を大量に食べたりすることで、血糖値の急激な上下動を招いているのだ。毎日3回の健康的な食事と、毎日2回の健康的な軽食をとること。本書のガイドラインに従えば、適量のカロリーやタンパク質をとれるようになっているので、カロリーやタンパク質の量は気にしなくてもいい。

原則5 マーガリンやビスケットは一切とらない

トランス脂肪酸や硬化油脂を含む食品は、きっぱりと止めるべきだ。スタンフォード大学のJ・ロバート・ハザリルによれば、トランス脂肪酸を含む食事をとると脳細胞膜の透過度が高くなるため、ウイルスが脳に入り込みやすくなる。その結果、脳の信号が乱され、脳細胞が十分に機能しなくなり、認知能力が低下する。さらに、トランス脂肪酸は神経や脳細胞を保護するミエリン鞘《しょう》にも入り込み、神経細胞や脳細胞の電気信号の伝導力を変化させて、身体への命令伝達に悪影響を生じさせる。トランス脂肪酸が脳卒中や心臓病のリスクを高めることも指摘されている。

原則6 食事の80%を野菜と果物にする

食事の大半を野菜と果物にしよう（残念ながら、ジャガイモは対象外だ）。さまざまな野菜や果物、たとえばカボチャ、葉物野菜、ピーマン、キャベツ、タマネギ、サツマイモ、リンゴ、ザクロ、チェリー、ブルーベリーなどを積極的に食べよう。毎日、野菜を5サービング以上（1サービングは約2分の1カップ）、果物を2サービング以上（1サービングは約2分の1カップ、または核のある果物1個）とることが望ましい。**脳を強化するための必須食品（ブルーベリー、ブドウ、ザクロ、トマト、クルミ、天然サケ）**のなかから1日3種類以上（脳力アップのための必須食品には、果物や野菜以外にもクルミや天然サケなどがある）、さらに、**脳を強化する他の優良食品（アプリコット、桃、プラム、セロリ、セロリの種子、チェリー、コーヒー、ショウガ、インゲン豆、セージ、ローズマリー、紅茶）**から、毎日2種類以上をとることが望ましい。

原則 7 火を使う料理には、ココナッツオイルやオリーブオイルを使う

キャノーラ油、植物油、ショートニング、マーガリンなどは使わない。ココナッツオイルは飽和脂肪酸を含んでいるが、これらの飽和脂肪酸は肉や乳製品などの動物性食品に含まれる飽和脂肪酸とは異なる作用をする。

原則8 毎日2分の1カップ以上の豆類を食べる

ヒヨコ豆、黒豆、インゲン豆、白インゲン豆、レンズ豆、エンドウ豆などから、好きなものを毎日2分の1カップ以上とろう。ただし、豆乳と豆腐は食物繊維がとり除かれているため対象外とする（もちろんこれらの食品を食べてもかまわないが、「毎日2分の1カップ以上の豆類」には含めないようにする）。

原則9 人工甘味料を避ける

甘い味付けをしたいときは、ステビアや天然甘味料（デーツ、アップルソースなど）のみを使うこと。糖分の摂取は最小限にしよう。スプレンダ（スクラロース）は天然甘味料だと宣伝されているが、実際はそうではない。医師のジョセフ・メルコラによれば、「それは砂糖というよりもDDTや枯れ葉剤に近いものに変えられている」。アスパルテーム（アミノスイートやネオテームなどと呼ばれることもある）も、脳腫瘍と関連性があるとされている。コールタール誘導体であるサッカリン（スイートンロー、スイートツイン、ネクタスイートなどの名称でも知られる）も、発がんの可能性が高いと見なされている。

原則10 砂糖の摂取量を大幅に減らす

クッキー、ケーキ、ペストリーなどのスイーツは控えること。甘いものが欲しいときは、果物をとろう。うつ病や他の精神疾患を患っている場合は、砂糖は完全に避けるように努めること（果物は適度であれば問題ない）。

原則11 食塩ではなく、天然塩を使う

精製された食塩ではなく、天然塩を選ぶこと。食塩の成分が塩化ナトリウムなのに対し、**天然塩にはナトリウム以外にもカリウム、カルシウム、マグネシウムなどの天然のミネラ**

ルが豊富に含まれている。人間の身体が必要としているこれらの微量ミネラルを含む、天然塩を選ぼう。

原則⑫ 30分以上の有酸素運動を週に5回以上する

運動の種類は、活発なペースで行うものであれば、ウォーキング、ランニング、ハイキング、サイクリングなど、どのようなものでもかまわない。運動は、酸素の豊富な血液を脳にたっぷりと供給するためにとても重要だ。脳に酸素がまったく供給されないと、6分間で恒久的な損傷が生じ、7分間で死に至ることもある。**浅い呼吸をしていたり、運動不足だったりすると、脳に酸素が豊富な血液を送り込めなくなってしまう。**定期的な運動をすることで、その供給を増やせる。

原則13 良質のマルチビタミンやミネラルサプリメントを服用する

サプリメントには、鉄、銅、砂糖、添加物、香料、人工甘味料が含まれていないことが望ましい。鉄のサプリメントは、医師の指示のもとでのみ摂取すること。マルチビタミンは、50mg以上のビタミンB群と、50マイクログラム以上の葉酸およびビタミンB_{12}が含まれているものにすること。研究によれば、ビタミンB_{12}の不足は、アルツハイマー病、記憶力低下、うつ病のリスクを上昇させる。摂取するビタミンB群の種類を増やすだけで、老化に伴う脳の収縮速度が半減するという研究結果もある。

原則14 「60秒脳力アップ」を生活にとり込む

次章以降で紹介する「60秒脳力アップ」のアドバイスは「3週間脳力改善プログラム」の重要な要素だ。ただし、これらのアドバイスをすべて実践する必要はない。1週目は

「最強の脳をつくる食事術10」（3章）のアドバイスをすべてとりいれるが、2週目は「脳のパフォーマンスを最大化するスーパーフード21」（4章）から5つ、3週目は「脳を60秒で最高の状態にする習慣12」（5章）から2つ以上を実践する。

本章で紹介した14の原則は、どれも簡単に実践できる。健康的な生活習慣を増やし、不健康な食べ物を美味しくて栄養価の高い食べ物に置き換えていくことで、これからとりくむ「3週間脳力改善プログラム」を実践しやすくなる。

この本ではこれから、望ましい食生活や生活習慣の内容と、その簡単な実践方法について詳しく説明をしていく。ごく身近に潜む、脳に悪影響をもたらす化学物質や、脳疾患の予防と治療に最高の効力を発揮する食べ物や栄養素（一般的なものから薬用キノコまで）などについて、大きな驚きを感じながら読み進めてもらえるはずだ。

Chapter3

最強の脳をつくる食事術10

記憶力と脳の健康にとって有害な物質は、私たちにとって身近な食べ物や身の回りの品に潜んでいることが多い。この章ではこれらを見つけ出す方法、避けるべき理由について学んでいく。好きな食べ物を我慢して止めてしまわなくてもすむように、その代わりにとるべき食品についても紹介する。

脳の健康を最高の状態にするために、この章の10のアドバイスにはすべて従ってほしい。

60秒脳力アップ 1

砂糖を減らし、植物由来の天然甘味料に切り替える

血糖値の変動と体重の増加を防ぐ、脳の健康に優しい甘味料を見つけよう。

「脳に極めて有害な白い粉状の物質」と聞いて、砂糖を思い浮かべる人は少ないかもしれない。しかし、豪ニューサウスウェールズ大学医学部による最近の研究は、「砂糖が多く含まれる食事をわずか1週間とるだけで、記憶障害や脳の炎症が生じる」という衝撃的な事実を明らかにしている。同研究を率いたマーガレット・モリスは、「特に驚いたのは、認知能力の低下があまりにも速く起こることだ」と述べている。

この研究結果は自分とは無関係だ、と思った人もいるだろう。だが、現代人が普段の食事でたっぷりと砂糖をとっていることを忘れてはいけない。米農務省によれば、平均的なアメリカ人は1年間に約70kgもの砂糖を摂取している（しかも、果物などの天然の食品に含まれる糖分は対象外だ）。わずか1世紀前、私たちの祖先が1年間に約2kg強の糖しか摂取していなかったことを考えれば、いかに現代人が砂糖をとりすぎなのかがわかるはずだ。

砂糖の過剰摂取は、現代人の脳や身体に多くみられる炎症と関連している。それは脳の

認知能力を低下させ、アルファ、デルタ、シータなどの脳波を増加させるので、明晰な思考がしにくくなる。学習障害や記憶力低下、抑うつとも関連性がある。

砂糖の多い食事が脳化学物質の「ＢＤＮＦ」（脳由来神経栄養因子）の生産を減らすことを示す研究もある。脳に十分なＢＤＮＦがなければ、新しい物事を記憶したり、何かを学んだりすることが難しくなる。ＢＤＮＦのレベルは、糖尿病や前糖尿病など糖代謝に障害のある人では特に低くなる。また、低レベルのＢＤＮＦは抑うつや認知症と関連している。低ＢＤＮＦがアルツハイマー病などの脳疾患の原因になるかどうかを判断するためにはさらなる研究が必要だが、それが脳に悪いことは明らかだ。砂糖の摂取量を減らすことで、ＢＤＮＦの生産を促すことができる。

精製された砂糖が最もあぶない

果物やでんぷん質の食品に自然な形で含まれる糖と、加工・調理食品に含まれる精製・濃縮された糖とを混同してはいけない。そこには大きな違いがある。車にガソリンが要るように、脳にも糖が要る。だが脳が本当に必要としているのは、果物やでんぷん質の食べ物を摂取したあとで起こる、ゆっくりとした一定のペースで供給される天然の糖だ。脳は、精製された砂糖を含む食べ物を摂取したあとで起こる、「シュガーラッシュ」と呼ばれる急激かつ大量な糖の増加を求めてはいない。

甘い炭酸飲料やジュースは、糖質の摂取方法としては最悪だ。こうした市販の飲料には、1缶当たり小さじ7〜11杯もの砂糖が含まれている。ファストフード店にあるスーパーサイズの飲料になると、さらに大量の砂糖が入っている。**砂糖は、調味料や肉、フライドポテト、さらには一部のシーズニングソルトなど、思いがけない場所に忍び込んでいる。**シヨッキングだが、これは事実だ。

ステビアは、味は甘いが実際には糖分子を含まない天然のハーブだ。血糖値に影響を与えたり、体内の炎症を引き起こしたりすることはないので、脳の健康にとって優れた選択肢になる。粉末タイプか液体タイプを使うかによって異なるが、砂糖の300〜1000倍もの甘さがある。私は個人的に、口当たりや後味の良い液体タイプが好きだが、粉末状のものも優れた食品になる。

砂糖はステビアで代用する

砂糖の使用はできるだけ控え、植物由来の天然甘味料であるステビアに切り替えよう。砂糖は、意外な加工・調理食品にも使われている。グルコース、異性化糖、フルクトース、デキストロース、マルトースなど、名前の末尾に「ース（-ose）」がつく成分名には糖分が含まれている（蜂蜜やメープルシロップ、アガベシロップなどの天然の甘味料でも、糖分が高いので過剰摂取は控えるべきだ）。ステビアはさまざまな形で入手できるが、粉末タイプには他の甘味料などが含まれている場合があるので注意しよう。

ステビアの天然の甘みを活用することで、コーヒーや紅茶をはじめとする食べ物や飲み物を、砂糖で甘くする必要がなくなる。ステビアを数滴入れるだけで、コーヒーや紅茶は十分に甘くなる。粉末タイプにはたいてい、かなり小さな専用のスプーンがついている。

ただし、ステビアを使って焼き菓子などをつくるのは簡単ではない。ステビアには砂糖と同じような化学的性質がなく、加熱してもカラメル化せず、クッキーに必要な噛みごたえもでない。また、ステビアはごく少量しか使わないため、料理によっては分量を細かく計算しなければならない場合がある。いつもの料理に砂糖代わりに使うためには、いろいろと試してみる必要があるだろう。

砂糖の大量摂取は、高血圧や高コレステロール、心臓病、肥満、糖尿病、早期老化などの原因になる。ステビアに切り替えれば、これらの疾患のリスクを減らし、老化の進行を遅らせることができる。

砂糖を少しでもとると、それから4〜6時間は免疫システムが低下する。このため、砂糖の量を減らせば、風邪やインフルエンザ、感染症にかかりにくくなる。

••••••••••

60秒脳力アップ ❷ アスパルテームなどの人工甘味料を止める

脳腫瘍などの脳疾患の原因になる、アスパルテームなどの人工甘味料をきっぱりと断つ。

人工甘味料が危険な7つの理由

まず、アスパルテームなどの人工甘味料を含む飲食物をとるべきではない理由を7つ挙げよう。

1. FDA（米食品医薬品局）がアスパルテームの使用を承認してからわずか1年後、アスパルテームを投与された実験用動物に発作や脳腫瘍などが発症した事実を隠蔽するために、安全性を示すデータの一部が改ざんされていたことが発覚した。だが、アスパルテームは一度もリコールされていない。アスパルテームは、**脳腫瘍を含むがんとの関連性**も指摘されている。

2. 人工甘味料入りの炭酸水を毎日1本以上飲むと、**脳卒中や心臓発作のリスクが43％増加**する。

3. 書籍『Hard to Swallow』によれば、アスパルテーム入りのダイエット飲料を摂氏30度で1週間以上保管すると、飲料中のアスパルテームが分解されて、ホルムアルデヒドやギ酸、ジケトピペラジンのような**脳腫瘍の原因になる化学物質が生じる**。これらの物質はすべて人間にとって有毒なものだ。

4. アメリカ神経学会の研究によると、人工甘味料入りの炭酸水を毎日4本以上飲むと、**抑うつの発生リスクが30％高まる**。

5. ダイエット飲料中のアスパルテームは、脳内ホルモン（特にドーパミンとセロトニン）の不均衡を引き起こす。ドーパミンは、人を良い気分にする脳内化学物質だ。ドーパミンがうまく生産されないと、パーキンソン病などの脳疾患の原因になり得る。セロトニンも、私たちの気分を良くし、痛みや抑うつを低減する効果のある脳の神経伝達物質だ。セロトニンのレベルが低いと、**攻撃的な行動をとりやすくなる**。

6. ダイエット飲料に含まれる防カビ剤は、**細胞に深刻なダメージを与える**可能性がある（英シェフィールド大学の分子生物学・バイオテクノロジー学者ピーター・パイパーの研究による）。この細胞の損傷には、脳や神経細胞が含まれ得る。

7. アルコールを口にした日にダイエット飲料を飲むと、**二日酔いしやすくなる**。豪ロイヤル・アデレード病院での調査によると、ダイエット飲料によってアルコールが血流に入り込みやすくなるため、二日酔いになりやすく、その度合いも強くなる。同じ理由で、アルコールによって脳細胞が破壊されやすくなる。

ステビアなどの天然甘味料を使う

どうしても甘い炭酸飲料が飲みたいのなら、アスパルテームなどの人工甘味料ではなく、ステビアなどの天然由来の甘味料が使われているものを選ぶこと（アメリカの「ゼビア」などがおすすめだ）。商品名に「ダイエット」がつく飲料には、アスパルテームなどの人工甘味料が使われていることが多いので気をつけよう。甘く味付けされていない食品や飲料を選び、液体タイプのステビアを数滴加えるのも良い方法だ（詳細は56ページを参照）。

皮肉にも、ダイエット飲料は人を太りやすくしてしまう。ダイエット飲料を常飲している人は、メタボリックシンドロームになる比率が34％も高まり、高コレステロールや腹部肥満の症状も多く見られることがわかっている。アスパルテームを含む飲み物を口にしないようにすれば、痩せやすくなり、腎臓病の発生率も抑えられる（ハーバード大学の研究によれば、ダイエット飲料の常飲は腎臓病のリスクを倍増させる）。歯の健康も保ちやすい（ダイエット飲料は酸性が強く、歯のエナメル質を溶かす作用がある）。

60秒脳力アップ 3 MSG（グルタミン酸ナトリウム）を避ける

脳細胞と神経細胞を興奮させ、最後には死滅させてしまう食品添加物、MSG（グルタミン酸ナトリウム）を避けよう。

アメリカでは、「MSG」という言葉から中華料理を連想する人が多い。実際、この脳や神経系にとって毒となる化学物質は中華料理店でよく使われているが、さまざまに名前や形を変え、私たちが口にする食べ物（や食品添加物）に入り込んでいる。

MSGが、ホルモンの不均衡や体重の増加、脳の損傷、肥満、頭痛などの深刻な健康問題に関連していることを考慮すれば、これが一般に普及している現状はショッキングだといえる。MSGは、加工・調理食品に非常に多く使われている。成分ラベルに表示がなくても、調理食品などで使われていることも少なくない。

さらに衝撃的なのは、MSGが脳におよぼす影響だ。前述したように、脳には血液と脳のあいだで関所の働きをする**血液脳関門**という保護機構がある。脳は、脳内の化学物質のバランスを注意深くコントロールすることによって、自らをスムーズに機能させている。この化学物質の濃度がわずかに変動するだけで、脳機能は大幅に低下してしまいかねない。だが、脳内に潜入したエキサイトトキシン（興奮性神経毒）は、文字通り脳細胞を興奮させ、死滅させてしまう。ＭＳＧはフレーバーエンハンサー（うま味調味料）として食品に添加されるが、科学の世界ではエキサイトトキシンとして研究対象になることが多い。

脳に入り込んだＭＳＧは、脳細胞を破壊するだけでなく、脳機能を低下させる。パーキンソン病の進行との関連を指摘する研究もある。『The Detox Solution』の著者パトリシア・フィッツジェラルド博士は、「ＭＳＧの長年にわたる摂取は、パーキンソン病やアルツハイマー病の原因になり得る」と述べている。

ＭＳＧを摂取すると、48時間以内に頭痛、蕁麻疹、口内炎、鼻水、不眠、発作、気分の変化、パニック発作、動悸などの心臓の異常、悪心、しびれ、喘息発作、片頭痛などの反応が起こる場合がある。摂取量がわずかでも反応が起こるケースがあるので、どの食べ物が原因なのかを追跡するのが難しい。私のクライアントには、ＭＳＧを摂取してしまうと、足がむずむずする「脚不穏症シンドローム」を感じるという人が多い。

ＭＳＧはゆっくりと脳に入り、血液脳関門を回避して、摂取３時間後に脳内でのピーク

図表2｜MSGが含まれる食品添加物

MSGを常に含む添加物

- グルタミン酸モノナトリウム（MSGの正式名）
- 植物タンパク質加水分解物
- 加水分解タンパク質
- 植物性抽出タンパク質
- カゼインナトリウム
- カゼインカルシウム
- 酵母エキス
- 植物性タンパク質
- 自己消化酵母
- 加水分解オート麦粉

MSGが含まれていることが多い添加物

- 麦芽エキス
- 麦芽香味
- スープの素
- ブイヨン
- 香味料
- 天然調味料
- 天然ビーフ／チキン香味料
- 香辛料

MSGが希に含まれていることがある添加物

- カラギナン
- 酵素
- 大豆プロテイン濃縮物（SPC）
- 大豆プロテイン分離物（SPI）
- ホエイプロテインアイソレート（WPI）

濃度に達する。脳内でのＭＳＧのレベルは、摂取後24時間以内は高く保たれる。ＭＳＧは、脳損傷の病歴や脳疾患の遺伝的素因がある人にとって特に有害だ。『Excitotoxins』の著者である神経外科医のラッセル・ブレイロックは「パーキンソン病患者の代謝は異常に高く、そのためにエキサイトトキシンの悪影響を受けやすい」と述べている。加工食品の多くに含まれているＭＳＧは、エキサイトトキシンのなかでも極めて私たちの口に入りやすい。人工甘味料のアスパルテームも、エキサイトトキシンとして身体への有害度が高い（アスパルテームの詳細については、58ページを参照）。

ブレイロックは、ＭＳＧにはさまざまな名称があるので、食品表示ラベルを注意深く読むべきだとアドバイスしている。

加工食品は食べない

加工・調理食品はできる限り避けよう。ファストフード店も、ＭＳＧが使われることが多いために避けるべきだ。加工・調理食品を購入する場合は、上記の添加物リストを参考にして、ＭＳＧが含まれていないものを選ぶようにしよう。スーパーなどの総菜コーナーで売られている食品など、成分が記載されていないものは、ＭＳＧが含まれていることを前提にしたほうがいい。こうした食品を避ければＭＳＧが体内に入るのを防ぎやすくなるが、この有害な化学物質はあまり知られていない食品にも含まれている。その代表例を以下に挙げよう。

MSGが入っているリスクのある食品

■**ベビーフード**——ショッキングなことだが、ベビーフードの原材料には、MSGの一種であるグルタミン酸塩がうま味調味料として使われていることが多い。

■**市販の瓶入りソース**——タイ料理用ソース、テリヤキソース、ジャマイカのジャークソースなど、市販のボトルソースの大半にはMSGが使われている。

■**乳児用粉ミルク**——大手ブランドが販売する乳児用粉ミルクの多くには、MSGが含まれている。

■**プロテインパウダー**——減量や筋量増加のために使われるプロテインパウダーの多くには(健康食品店で販売されているものでさえ)、加水分解タンパク質や加水分解大豆タンパク質などの形でMSGが含まれている。

■**クルトン**——クルトンの多くは、MSGを含むブイヨンやスープベース、〝天然〟または人工の調味料で風味付けされている。

■**サラダドレッシング**——サラダドレッシングにMSGが含まれていると、サラダを食べることによる健康上の利点が台無しになってしまう。市販のボトル入りサラダドレッシングの原材料に使われている「天然香味料」「香辛料」「調味料」などには、ＭＳＧが含まれていることが多い。

■**レストランで提供されるスープ**——自家製を謳うものを含むスープの大半では、ＭＳＧが使われている。スープベースや固形スープの素、ブイヨンパウダー／キューブには、ＭＳＧが含まれているからだ。シェフや栄養士が、ＭＳＧのさまざまな別称を十分に把握していないケースもある。

■**大豆ミート（ソイミート）食品**——ベジタリアン向けのハンバーガーやホットドッグ、ソーセージなどの多くには、ＭＳＧが含まれている大豆原料植物性タンパク質や加水分解植物性タンパク質が使われている。

■**スパイスミックス**——ケイジャン料理やメキシコ料理用のスパイスミックスの多くには、自己消化酵母や酵母エキスの形でＭＳＧが使われている。

■**ワクチン**——ＭＳＧは食品以外にも使われている。ＭＳＧが「安定剤」としてワクチンに含まれているのを知ったら、驚くはずだ。メルク製薬が製造する水痘ワクチンや、麻疹、おたふく風邪、風疹向けのワクチンにも、ＭＳＧが含まれている。

頭痛から自由になる

多くの不快な症状や深刻な疾患との関連があるＭＳＧを食事から除外することで、頭痛や片頭痛、喘息発作、パニック発作などを減らせる。こうした症状に苦しんでいる人なら、それが減ることによって生活の質が大いに高まるに違いないことをよく知っているはずだ。

••••••••••

60秒脳力アップ 4

トランス脂肪酸を止めて脳にいい油に切り替える

脳の炎症を引き起こす脂質から、脳をダメージから守る脂質に切り替えよう。

トランス脂肪酸は体内のあらゆる細胞、特に脳に有害だ。私たちが口にするトランス脂肪酸のほとんどは天然のものではなく、工場で製造されたものだ。天然の油脂に水素を加えて飽和させ、不飽和脂肪酸を飽和脂肪酸に変える加工において生成されるトランス脂肪酸（硬化油脂）は本来、人間の身体が摂取・消化することを意図されていない脂質だ。これは、人間の健康への影響を考慮せず、賞味期限を延ばすために製造された工業製品だ。わずか数世代前の私たちの先祖は、この脳に害を与える食物をまったく口にしていなかった。

トランス脂肪酸は、健康な脂質の代わりに体内で消化され、細胞膜（脳や神経の細胞膜を含む）の材料として使われる。その結果、天然の脂肪酸を材料にしてつくられた脳細胞膜とは異なり、さまざまな悪影響が生じてしまう。

スタンフォード大学出身の研究者ロバート・ハザリル博士は、「トランス脂肪酸を摂取すると脳細胞膜の透過性が過度に高まる」という重要な発見をした。ウイルスや毒素が脳に入り込みやすくなり、脳の信号を混乱させ、脳細胞を機能不全にさせるため、深刻な問題であり、認知能力の低下を引き起こしかねない。ハザリルは、脳細胞膜の材料にトランス脂肪酸が多く用いられると、高齢者の脳ではアルミニウムがとり込まれやすくなることも発見した。

しかも、オメガ3脂肪酸が不足している人はそうでない人に比べてトランス脂肪酸を2倍も吸収しやすいため、脳はさらに傷つけられてしまう。脳の健康に良いオメガ3脂肪酸と、この必須脂肪酸が欠乏している人が多い理由については、133ページの「60秒脳力アップ」の項目22で詳しく説明する。

トランス脂肪酸は、マーガリン、クラッカー、クッキー、パイ、植物性ショートニング、スナック食品、サラダドレッシング、ドーナツ、フライドポテト、さまざまな外食メニューなどに含まれている。マーガリンは長年、「バターの代わりになる健康食品」として宣伝されてきた。だが、マーガリン製品の多くには、トランス脂肪酸が含まれている。マーガリンは製造コストが低いために、メーカーの多くが摂取者の誤解を招くようなマーケティング戦略を用いて利益を得てきたのだ。

パッケージに「トランス脂肪酸の含有量0グラム」と書かれてある食品しか買わないようにしている、という人もいるだろう。だが多くの市販の食品には、1食分あたり一定未満の少量のトランス脂肪酸の非表示での使用が許容されている。このため、こうした隠れたトランス脂肪酸が積み重なると、デリケートな脳細胞にダメージを与えることにつながってしまう。

オリーブオイルを使おう

クッキー、クラッカー、パイ、フライドポテト、スナック食品をやめ、トランス脂肪酸ではなく身体に良い油を使った食べ物に切り替えることで、脳や心の健康を大きく改善できる。これらの食品を食べるのを控えるのも効果的だ。フライドポテトが食べたければ、外食ではなく自炊する（オリーブオイルを使って簡単につくれる）。マーガリンなどの食材を使わずに、健康的な食材で自炊をしよう。付録のレシピ集では、健康的なバターのレシピを紹介している。

トランス脂肪酸は、関節炎、がん、糖尿病、心臓病などの深刻な疾患をもたらす炎症を引き起こす。トランス脂肪酸を意識的に避ける努力をすれば、さまざまな健康効果が得られるだろう。

…………

60秒脳力アップ 5

肉の摂取量を減らす

肉の量を減らすだけで、脳を傷つける炎症を軽減できる。ドイツ、ボン大学の栄養学や疫学の研究者は、体内で炎症が起きているときに増加し、心臓病などの深刻な慢性疾患の前兆を示すことでも知られる物質「C反応性蛋白」に注目し、46件の研究データを分析をして、「肉を食べることで体内の炎症レベルが高まる」という結論を導いた。『Nutrition Reviews』誌に掲載された研究によれば、肉中心の欧米的な食生活をしている人はC反応性蛋白をはじめとする炎症マーカーのレベルが高く、果物や野菜中心の食生活をしている人は低かった。

これは果物や野菜などを多くとることを心がけている人にとって嬉しいニュースだ。果物や野菜は栄養価が高く、多量栄養素（アミノ酸、エネルギー源になる天然の糖質、脂肪酸など）と、微量栄養素（ビタミンやミネラルなど）が豊富に含まれている。さらに、アントシアニン、カロチノイド、カテキン、フラボノイド、ポリフェノールなどのファイトケミカル（ファイトニュートリエント）も多く含まれている。

ファイトケミカルは、記憶力の向上、老化の遅延、がんの予防、健康の維持に役立つ。植物性食品が豊富な食事に身体と脳の炎症の軽減作用があるのも驚くべきことではない。

近年、心臓病やがん、糖尿病、関節炎などのさまざまな慢性疾患と炎症との関連がますます指摘されるようになっている。果物や野菜中心の食生活に切り替えるだけで、各種の病気を引き起こす炎症のレベルを抑えられる。これは、健康を保ち、病気を予防するための大きな価値のある知識だ。すでになんらかの疾患に苦しんでいる人も、果物や野菜中心の食事を意識することで、副作用のない自然な方法で治療にとり組める。

アボカド、ココナッツ、大豆からタンパク質をとる

野菜や果物の摂取量を増やすのは難しくない。タンパク質が不足するのではないかと心配する人もいるかもしれないが、平均的なアメリカ人は、毎年１１０kg以上もの肉を食べ

ている。これは、総カロリー摂取量の4割に当たる。専門家の多くは、肉から得るカロリーは、総カロリー摂取量の1割以下にすべきだと指摘している。それでもまだ不安だという人には、菜食主義者定番の良質のタンパク源のいくつかを紹介しよう。

■**アボカド**
■**ココナッツ**
■**乳製品の代替食品**（アーモンドミルク、ココナッツミルク、ヘンプミルク、豆乳など）
■**豆類**（インゲン豆、白インゲン豆、黒豆、ロマノ豆、ヒヨコ豆、大豆、枝豆など）
■**ナッツ類**（［生または無塩が好ましい］アーモンド、ブラジルナッツ、カシューナッツ、マカダミアナッツ、ピーカン、ピスタチオ、クルミなど）
■**キヌア**
■**シード類**（チアシード、亜麻仁、ヘンプシード、カボチャの種、ヒマワリの種、ゴマ）
■**大豆製品**（［大豆は遺伝子組み換えされたものが多いので、有機製品が望ましい］豆腐、味噌、テンペなど）

プロテインパウダーをこのリストに加えなかったのは、砂糖やグルタミン酸ナトリウム

（ＭＳＧ）が加えられているケースが多いからだ（特に、プロテインアイソレートに多い）。ＭＳＧが神経細胞や脳細胞に悪影響をおよぼし、脳細胞を死に至らせることがあるのは、科学的に裏付けられている。プロテインパウダーを摂取するより、粉末にしたシード類をスムージーに加える方が、タンパク質をとるためにははるかに優れた方法だ。

肉の摂取量を減らすことから、さまざまな健康上の利点が得られる。**食物繊維の摂取量が増えることは結腸がんの予防に役立ち、植物性栄養素の摂取量が増えることは心臓病や各種のがん、糖尿病の予防に役立つ。**

•••••••••••

60秒脳力アップ ❻ 金属が体内に入り込むのを防ぐ

脳に有害な重金属は、食べ物だけではなく、私たちの身の回りの意外な場所に潜んでいる。

「金属」という言葉から、フライパンや鍋、車やトラック、住宅の鉄骨などを連想する人は多いだろう。だが、脳内に蓄積された金属のことを思い浮かべる人はめったにいないはずだ。自分の脳内に金属が溜まっていることなど、想像するだけでおぞましいと感じられる。

ヘビーメタルは、身体と脳の健康を大きく脅かす——といっても、オジー・オズボーンやメタリカなどに代表される音楽ジャンルのヘビーメタルではなく、重金属《ヘビーメタル》のことだ（とはいえ、ヘッドバンギングをやり過ぎると、あまり脳細胞には良くないかもしれないが）。重金属は、食品や水、大気中、市販品の多くに見られる。以下に、一般的な重金属と、これらが潜む意外な場所を列挙する。

アルミニウムはパーキンソン病のリスクが高まる

アルミニウムは厳密には重金属ではないが、体内に多くとり込んだ場合、健康が脅かされることがある。科学者のあいだで意見は分かれているものの、アルツハイマー病とパーキンソン病との関連も指摘されている。アルミニウムは、以下のものに含まれている。

- 粉ミルク
- パン類、加工食品
- デオドラント

■制酸薬（市販薬、処方薬）（80ページの「60秒脳力アップ」項目7を参照）
■他の調合薬（結合剤として）
■アルミニウム製の鍋やフライパン
■シャンプー
■スキンクリーム

カドミウムは骨を脆くする

カドミウムは、脳に深刻な影響をおよぼし、鉄や亜鉛、カルシウムなどの栄養素の吸収を阻害し、骨や免疫系を脆くする。カドミウムは、以下のものに含まれている。

■自動車のシートカバー
■黒色ゴム
■燃焼した潤滑油
■セラミック
■タバコ
■無糖練乳

■肥料
■床材
■殺菌剤
■家具類
■小麦粉
■シルバーポリッシュ（銀製品を磨くための薬剤）
■カップ式自動販売機のソフトドリンク（ディスペンサー内部のパイプの材料にカドミウムが使われているもの）

銅はアルツハイマー病の原因になる

微量の銅は、骨の成長や神経機能、組織形成のために必要である。だが、ロチェスターメディカルセンター大学の研究は、アルツハイマー病の発症と銅に関連がある可能性を示している。この研究の筆頭著者であるラシッド・ディーンは、銅の摂取量が多いと、脳はプラークを形成するタンパク質を除去しにくくなり、アルツハイマー病の原因になると考察している。『米国科学アカデミー紀要』に掲載されたこの研究は、銅は動物の血液脳関門を破壊する原因になり得ることを示している。銅が脳の疾患におよぼし得る影響についてはまだ多くの議論がなされている段階だ。脳内で保護的な役割を果たす可能性を指摘する科学者もいる。とはいえ現代人は、普段の飲み物や食事から十分に摂取している銅を、サプリメントからとる必要はないと言えるだろう。銅は、以下のものに含まれている。

- **銅製の水道管を経由する家庭／オフィス用の水道水**
- **栄養補助食品／サプリメント**
- **赤身肉**
- **貝類**

鉛は万病のもと

鉛は認知症、アルツハイマー病、学習障害、発作性疾患、攻撃性、多動性などのさまざまな健康上の問題との関連が指摘されている。鉛は、以下の場所に存在する。

- **缶詰食品**
- **タバコの煙**（一次／二次喫煙）
- **光沢のあるカラー印刷された新聞紙に使われるインキ**

■一部の陶器
■鉛塗料（古い住宅で多く用いられている）
■鉛製の水道管（古い建物で多く用いられている）
■精製されたチョコレート（砂糖、乳製品、人工香料が多く使われているもの）
■車の排出ガス（有鉛ガソリンは約30年前に多くの国で禁止されたが、地下水や土壌などに残存している）

水銀は神経毒になる

水銀は血液脳関門を速やかに通過することで知られており、アルツハイマー病を含む、神経、精神、免疫系のさまざまな疾患や、心臓不整脈、頭痛、視力障害、衰弱と関連している。水銀は、以下の場所に存在する。

■銀色の歯の詰め物（銀色の詰め物から水銀の粒子が放出されていないことを示す研究結果を引用する歯科医は少なくない。だが多くの研究結果が、水銀は脳と血液に入り込みやすい蒸気として放出されることを示している）
■魚（ただし、すべての魚ではない。養殖魚には水銀が多い傾向がある）

▦ **ワクチン**（子供向けのものをはじめとするワクチンの多くには、子供と大人の両方にとって過剰となる量の水銀ベースの防腐剤チメロサールが含まれている）

浄水器で金属を除去する

安価な浄水器を使うだけで、脳に悪影響をおよぼす重金属の多くをとり除ける。重金属研究の第一人者であるリチャード・カスドフとモートン・ウォーカーは、体内に入り込むカドミウムの量を減らせば、多くの人をアルツハイマー病から救えると主張している。水道水やミネラルウォーターから浄水器でろ過した水に切り替えることで、カドミウムをはじめとするさまざまな有害金属を大幅にカットできる。

浄水器や他の浄水システムを導入する際には、アルミニウムやカドミウム、鉛、水銀を除去する性能に関する第三者による分析結果を必ず確認しよう。

重金属が大量に身体に蓄積されると、健康にさまざまな悪影響が生じ得る。体内の生化学的機能のほとんどを制御する特殊なタンパク質である**酵素までもが損なわれる可能性がある。**重金属が身体に入り込まないようにすることは、あらゆる身体機能の改善にとって有効だ。違いがすぐに感じられないこともあるかもしれないが、重金属を減らす努力をした多くの人が、頭痛や頭がぼんやりすることが減り、活力が高まることを報告している。

…………

60秒脳力アップ⑦ 制酸薬(胃腸薬の一種)の服用を避ける

制酸薬を止めて、アルツハイマー病と関連がある主な金属源であるアルミニウムが身体に入り込むのを防ぐ。

1つ前のアドバイスでは重金属の有害さについて説明した。だが、制酸薬は広く普及しているため、ここでは独立したテーマとしてとりあげる。消化不良を治そうとして、制酸薬の錠剤を手にとる人は多いだろう。しかし**制酸薬の多くには、大量のアルミニウムが含まれている**。アルミニウムは厳密には重金属ではないが、脳を傷つける可能性のある金属だ。アルミニウムと脳の疾患の関連についてはまだはっきりとわかっていないことも多いが、いくつかの研究は、アルツハイマー病患者の脳に高濃度のアルミニウムが蓄積されていることを指摘している。アルツハイマー病患者の脳内のアルミニウムのレベルが、健常者の約30倍であることを報告する研究もある。45年前にも、実験用のウサギの脳にアルミニウムを注入すると、アルツハイマー病患者と同じ種類の損傷である神経原線維変化が引き起こされたという驚愕の研究結果が指摘されている。

アルミニウムがアルツハイマー病の原因であるかどうかについてはまだ議論の余地があるが、研究は、アルミニウムによって50種類以上の脳内化学反応が中断される可能性があることを示している。また、アルミニウムは脳を保護する機構である血液脳関門を通過し、脳細胞や神経細胞を破壊する可能性がある。脳に入ったアルミニウムは、有害なフリーラジカルの形成を引き起こし、毒性反応を誘発して炎症を促す。前述したように、アルツハイマー病患者の脳に健常者の30倍のレベルのアルミニウムが含まれていることを指摘した研究もある。アルミニウムによってパーキンソン病の発症率が高まることを指摘した研究結果もある。アルミニウムと各種の脳疾患との関連についてはまだ科学的に解明されていない点があるものの、この人体に有害な金属を体内にとり込まないようにすることは、私たちにとってとても重要だといえる。そのための簡単な方法は、制酸薬の服用を止めることだ。消化不良の治療薬として服用される制酸薬の多くは、過剰な量のアルミニウムを含んでいる。

食事中の水分を少なめにして消化器系の働きを改善する

アルミニウムを含む市販の制酸薬の服用を止める。消化器系の調子が悪くてどうしようもないときは、ナチュラルな方法で症状を抑えよう。たとえば、アルミニウムを含まない重曹を水2分の1カップに混ぜ、少量ずつゆっくりと服用する。

しかし、こうしたナチュラルな方法でも、日常的に服用し続けるのは、消化の妨げになるため健康には良くない。消化不良の問題を抱えている人は、食事の組み合わせに気をつけたり、1回の食事で食べる量を少なくしたり、食後すぐにデザートやスイーツを食べるのを止めたり、**食事中にとる水分量を少なくしたり、食事と一緒に消化酵素をとるなどの方法をとろう。**このような方法で、消化器系の障害（特に消化不良）が大幅に改善する人は多い。

アルミニウムを体内に入れないために避けるべきものは、制酸薬以外にもある。アルミ製の調理器具を使うと、食べ物にアルミニウムが混入してしまうので、使用は避けるべきだ。シンシナティメディカルセンターの研究によると、アルミニウム調理器具で調理したトマトには、1人分あたりのアルミニウム含有量が2～4mg増加する。アルミニウムが潜んでいる意外な場所については、73ページの「60秒脳力アップ」の項目6を参照のこと。

制酸薬や他のアルミニウム源を避けると、消化器系の問題を改善できることが多い。**体内にアルミニウムが多く蓄積していると、胃腸刺激、消化不良、吐き気などが起こることがある。**これらの症状は、体内のアルミニウム蓄積量が減るにつれて緩和する。

60秒脳力アップ 8 アロマや香水は成分に注意

香水やコロンを身体にふりかけると、驚くほどの悪影響が脳に生じることがある。

デパートの化粧品売り場には、香水の強い匂いが充満している。その匂いは強烈だが、これらの製品に含まれる毒性効果も同じく強烈だ。成分ラベルには「香料」としか書かれていなくても、そこに**使われているかもしれない化学物質は500種類以上にも及ぶ**。香料は香水やコロン以外にも、芳香剤、消臭剤、化粧品、柔軟剤、洗剤、ロウソクなどのさまざまな製品で使われている。製造業者は、これらの製品のラベルに成分を記載する必要も、規制当局にその成分を明らかにする必要もない。香料の成分が何かは、企業秘密として保護されているためだ。

香水に含まれる代表的な化学物質には、エタノール、アセトアルデヒド、ベンズアルデヒド、酢酸ベンジル、αピネン、アセトン、ベンジルアルコール、酢酸エチル、リナロール、αテルピネン、塩化メチレン、スチレンオキシド、ジメチルスルフェート、αテルピネオール、ショウノウ、リモネンなどがある。これらの化学物質には、過敏症、頭重感、筋肉痛、ぜんそく、関節痛、副鼻腔痛、疲労、喉の炎症、目のかゆみ、胃腸障害、喉頭炎、頭痛、めまい、リンパ節腫大、血圧の急上昇、咳、皮膚炎などの原因になるものがある。

しかも、これは氷山の一角にすぎない。アセトアルデヒドは、ヒト発がん性物質だと見なされている。化学業界が定める「製品安全データシート」によれば、同じく香料の一般的な成分であるアセトニトリルへの曝露の結果として、頭痛、震え、けいれんが起こったり、死に至ったりする場合もあるとされている。動物実験ではスチレンオキシドが抑うつを引き起こすことがわかっているし、トルエン（別名＝メチルベンゼン）は筋肉制御の損失、脳損傷、頭痛、記憶力低下、発話・聴覚・視覚障害（これらには、脳疾患の症状と似ているものが多い）の原因となり得る神経毒として知られる。ムスクテトラリンは、脳細胞や脊髄を変性させることがわかっている。

香水の成分の多くは、脳や神経系に有毒な神経毒である。これは、感情的、精神的、身体的なさまざまな症状を引き起こすこともある。最近まで、脳は血液脳関門によって守られていると信じられていた。しかし研究によって、香料に含まれるさまざまな環境毒素は血液脳関門を通過し、脳内のデリケートな部分に到達していることが明らかになった。いったん脳内に入り込んだこれらの化学物質は炎症の原因となり、排出されるまでに数十年もかかることがある。

香料の成分のなかには、脳のホルモンバランスを崩し、不安、気分変動、抑うつなどの感情的な症状を引き起こすものもある。あなたの気分が落ち込む原因は、香水かもしれない。

柔軟剤もあぶない

香料を使った製品の製造方法はさまざまだ。香水やコロンなどは、主に合成化学物質からつくられている。天然を謳う製品にも、合成の香料成分が含まれていることが多い。パーソナルケア製品を購入する際には、成分ラベルをよく読むべきだ。ラベルが貼られていない場合、製造業者が何かを隠しているのかもしれない。エッセンシャルオイルに似た「フレグランスオイル」にも注意すること。前者は花や葉などの天然成分由来であるが、後者は合成だ。フレグランスオイルは香水やコロン類だけでなく、芳香剤や消臭剤、洗濯石けん、柔軟剤、香りつきのロウソクなどにも使われている。

図表3｜美容製品に含まれる12種類の有害物質

合成染料とコールタール

この合成染料は、「色＋番号」という形式の名称が用いられ、化粧品やボディケア製品、毛髪染料に多く含まれている。これらの染料の原材料はコールタールで、「CI＋数字5桁（例:CI75000）」として表示されることもある。がんの原因となる場合があり、脳に有害な重金属を含む可能性がある。

酸化防止剤

ブチル化ヒドロキシアニソール（BHA）、ブチル化ヒドロキシトルエン（BHT）などとも呼ばれる。発がん性物質、ホルモンかく乱物質であることが疑われている。

DEA、MEA、TEA

それぞれ正式名はジエタノールアミン、モノエタノールアミン、トリエタノールアミンで、製品を泡立たせたり、クリーム状にしたりするために用いられる。がんの原因になり得るニトロソアミンに変化することがある。

フタル酸エステルジブチル

化粧品やベビーケア製品に含まれ、喘息や先天性欠損症、がんに関連している。

香料

香料の原材料となる成分は、500種類以上もある。その多くはがんや喘息、アレルギー、神経障害に関連のある、石油の副生成物だ。

鉛

成分ラベルではめったに表記されないが、化粧品（特に口紅）によく使われる。購入する製品に鉛が使用されていないことを確認しよう。鉛は脳や神経系に深刻な影響をおよぼすことがあり、いったん身体にとり込んだら取り除くのが難しい。

パラベン

製品の使用期限を延ばすために使われ、ブチルパラベン、エチルパラベン、イソブチルパラベン、メチルパラベン、プロピルパラベンなどの名称がある。内分泌かく乱に関する欧州委員会はパラベンをホルモン関連のがんや繁殖障害など重大な健康上の問題の要因となるホルモンかく乱物質だと特定している。

ペトロラタム

ワセリンなどの多くの製品に含まれる。「石油」を意味する「ペトロ」が名前に使われていることからもわかるように、石油に由来する。

ラウリル硫酸ナトリウム

発泡剤として作用し、シャンプー、ボディウォッシュ、石けんなどに使われる。がんの原因になり得る。

塩化ステアレスアルコニウム

コンディショナーやクリームによく使われ、「天然」という表記が用いられることが多い。天然のタンパク質成分よりも安価であるために使用されることが多い有毒な成分だ。

トルエン

マニキュア液に使われるトルエンは、神経系、血液、目、肝臓、腎臓、呼吸器系を傷つける極めて有毒な成分だ。

トリクロサン

化粧品やボディケア製品に抗菌成分として加えられる。私は自著の『The Probiotic Promise』で、この成分が強力な毒性を持つことを説明している。

柔軟剤の支持派は、「これらの化学物質は少量しか人体に入り込まないので、影響はない」と主張する。一方、わずかな量でも重大な影響を生じさせ得ることを示す研究もある。特に、子供がいる人は（子供の脳は発達中で、毒素の影響を大人よりも受けやすい）、柔軟剤をこのまま使い続けるべきか、よく考えた方がいい。

シェイクスピアは「薔薇と呼ばれる花を別の名で呼んでも、甘い香りは変わらない」と言った。だが、現代の化学産業では、この言葉はもはや真実ではない。脳の健康への影響も、甘いものではない。

100％天然のオイルを使う

合成化学物質でつくられた香水を止め、**100％天然のエッセンシャルオイルに切り替える**。もともと香水は、エッセンシャルオイルのみでつくられていた。合成化学物質を使って低コストで製造されるようになったのは、比較的最近のことである。エッセンシャルオイルのみでつくられた香水やコロンは、健康に良いだけでなく、香りもいい。いったん化学物質を使った香水を止めると、もう元に戻りたいとは思わなくなる。匂いの感覚も敏感になる。１カ月もすれば、かつては気に入っていたはずの合成品の香水の匂いも、不快に感じるようになる。

香水ブランドは天然エッセンシャルオイルのものを選び、芳香剤や消臭剤は使わないようにしよう。スーパーで販売されているものより、専門の健康食品店に質の良いものが置いてあることが多い。成分ラベルをよく読んでから製品を購入しよう。

合成化学物質を使った洗剤や柔軟剤の代わりになる健康に良い製品も、地元の健康食品店などで探してみよう。洗濯機に重曹を2分の1カップ入れると、柔軟剤の代わりになる。脳だけでなく、財布も喜ぶ方法だ。

香水、スキンケア製品、バス・美容製品に含まれる前述の12種類の有毒化学物質は、特に避けるべきだ。商品の成分ラベルを読み、できるだけ購入しないようにしよう。

香料が使われている製品の多くは、内分泌かく乱物質を含むことが知られている。これらを排除することは、ホルモンと精神のバランスを整えるのに役立つ。

……………

60秒脳力アップ 9 柔軟剤を健康的なものに切り替える

市販の柔軟剤の多くには脳にとって毒になる成分が含まれている。

自分で洗濯をするようになって以来、私は市販の柔軟剤を一度も使ったことがない。だ

図表4｜柔軟剤に含まれている8つの神経毒

1. αテルピネオール

脳・神経系・筋肉制御の障害や、抑うつ、頭痛に関連している。

2. 酢酸ベンジル

膵臓がんに関連している。

3. ベンジルアルコール

市販の柔軟剤の多くに含まれており、頭痛、吐き気、嘔吐、めまい、抑うつ、脳・神経系障害に関連している。

4. クロロホルム

発がん性物質および神経毒（脳や神経系に有害な物質）だと特定されているため、米環境保護庁による有害廃棄物リストに掲載されている。

5. エタノール

脳・神経系障害を引き起こす可能性があるため、同じく米環境保護庁による有害廃棄物リスト に掲載されている。

6. 酢酸エチル

頭痛の原因になる。米環境保護庁による有害廃棄物リストに掲載。

7. リナロール

筋肉制御の低下、脳・神経系障害、抑うつの原因になる。

8. ペンタン

頭痛、吐き気、めまい、疲労、眠気、抑うつを引き起こす。

から、「マウンテンスプリング」や「エイプリルフレッシュ」といった柔軟剤が謳う偽の香りを、文字通りに良い匂いだと思う人がいることに驚いてしまう。私は山に住んでいるし、4月生まれだが、正直に言って、これらの柔軟剤からは本当の山の匂いも4月の匂いもしない。春の山で思い切り空気を吸い込んだら身体じゅうに力が漲るものだが、柔軟剤の香りを嗅ぐと頭痛がする。柔軟剤を使う前に、脳にとって有害な成分が使われていないかどうかを確認しよう。柔軟剤に使われている脳に有害な成分のうち、代表的なものを8つ挙げよう。

重曹やホワイトビネガーを柔軟剤の代用にする

脳や神経系に有害な化学物質を含む市販の柔軟剤は使わないようにしよう。代わりに、健康食品店などで売られている健康的で環境に優しい柔軟剤に切り替えよう。静電気やしわを減らせるドライヤーボールを使うのもいい。洗濯物を洗濯機に入れる前に、2分の1カップの重曹を洗濯水に溶かしておけば、衣服を柔らかくできる。洗濯水にホワイトビネガー2分の1カップを入れるという方法もある。静電気の発生源になる合成素材が使われている衣服と、天然素材の衣類を分けるのも効果的だ。

頭痛に悩まされている人は、市販の柔軟剤を使わなくなることで症状が軽減するケースがある。私のクライアントには、柔軟剤を使わなくなった後で、嗅覚が改善したという人が多くいる。

....

60秒脳力アップ ⑩

芳香剤や消臭剤の使用を止める

芳香剤や消臭剤に使われている成分と、脳への影響を理解しておくべきだ。

市販の芳香剤や消臭剤、香りつきロウソクなどには、脳に悪影響をおよぼす成分が使われている。国際環境団体の天然資源保護協議会（NRDC）が実施した研究によれば、**芳香剤の86％に人体にとって危険なフタル酸エステルが含まれていた。**フタル酸エステルはプラスチック軟化剤、エアロゾルの消泡剤、子供用玩具のビニール、自動車、塗料、殺虫剤、化粧品、香水などに使用されている化学物質で、生殖異常を引き起こす可能性のあるホルモンかく乱物質であり、**記憶や学習、脳の健康に影響をおよぼすことを示す研究結果もある。**

米疾病対策予防センター（CDC）によれば、アメリカ人の大半は、日常的に5種類のフタル酸エステルにさらされている。個々のフタル酸エステルに曝露される量が少なくても、複数のフタル酸エステルが組み合わさることによって、健康上のリスクはさらに高まるという。

『Neuroscience』誌に掲載された動物実験によれば、フタル酸エステルは学習や長期記憶に大きな役割を果たす脳の部位「海馬」の正常な発達を妨げ得る。この毒性成分への曝露によって、幼若動物の脳内で形成される脳細胞の数とそれらの結合が減少する可能性があるためだ。フタル酸エステルが人間にも、不安、抑うつ、記憶障害、攻撃性、行動変化などの影響を与えることを示す研究結果もある。

フタル酸エステルは主に、ポリ塩化ビニルを含む硬質プラスチックを柔らかくするために使われる。また、芳香剤や消臭剤、食品貯蔵容器、子供用玩具、配管、ドア、窓、ボトル、銀行カード、他のプラスチックやビニール製品にも含まれている。

これらのなかでも、私たちにとってフタル酸エステルの最悪の曝露源になるのが芳香剤や消臭剤だ。常用している芳香剤や消臭剤にフタル酸エステルがどれくらい含まれているかを調べてみよう（芳香剤には他にも脳に有害な成分が含まれている。これについては後述する）。

フタル酸エステルには多くの種類があるが、一般的に使用されているものはすべて健康

図表5｜芳香剤に含まれている有害成分

アセトン

芳香剤、マニキュア液除去剤、ペンキ除去剤の成分として使われることが多い。脳や神経系に深刻な影響をおよぼし得る。

ブタンとイソブタン

脳や神経系にとって有害な、軽い液体。

液化石油ガスと石油蒸留物

名前からして、これらが含まれる空気は吸いたくないと思わせる成分だ。私はクライアントに半ば冗談で「あなたの芳香剤には、車にも使えないようなガソリンの副産物が入っているんですよ」と伝えているが、あながち的外れでもないようだ。

プロパン

神経系にとって非常に危険であることが知られる(だから、プロパンガスを使ったバーベキューは屋外で行われる)。にもかかわらず、私たちは芳香剤を使うことで、この物質を室内に噴霧している。

香料

香料の原材料になる成分は500種類もあり、その95%が石油製品に由来している。これらは人体に悪影響をおよぼすものが多く、頭痛やめまい、抑うつや行動変化などの深刻な症状と関連がある。

に悪影響をおよぼし得る。代表的なものには、DBP（フタル酸ジブチル）、DEP（フタル酸ジエチル）、DIBP（フタル酸ジイソブチル）、DMP（フタル酸ジメチル）、DIHP（フタル酸ジイソヘキシル）などがある。芳香剤や消臭剤の多くには、これらが大量に含まれている。

芳香剤にはフタル酸エステル以外にも脳に有害な成分が含まれている。一般的に普及している自動消臭器（電動式で、1時間に数回、霧状の消毒剤を噴霧する）に含まれるこれらの有害な成分の代表例を挙げよう。

これらの製品にはよく、内容物を意図的に吸入すると「有害または致命的な症状が起こる場合があります」とか「スプレーミストや蒸気を吸入しないでください」と書かれた警告ラベルが貼られている。しかし私たちはこれらの製品を使うことで、意図的に吸い込めば命にもかかわるような危険な成分を車内や室内の空気に混入させている。その理由は、私たちが有害な細菌やウイルスから身を守るために、こうした製品が必要だと思い込んでいるためでもある。だが実際には、これらの製品は室内の細菌を死滅させるよりも、むしろ私たちの健康を脅かしているのだ。

天然や無臭にまどわされない

健康に悪い成分を含む、市販の芳香剤や消臭剤を使わないこと。「天然」や「無臭」を謳う製品でさえ、臭いを消すために化学物質が使われていることがある。これらの製品を宣伝するための非科学的な広告にまどわされないこと。これらの製品は、家庭でもオフィスでもできる限り避けよう。

フタル酸エステル類は、男性生殖器の異常、精液の質やテストステロンの濃度の低下などと関連がある。MSNに掲載された記事によると、芳香剤に週に1回程度さらされると、喘息発症の確率が71%も増加し、肺疾患にもかかりやすくなる。芳香剤に含まれるフタル酸エステルなどの有害な成分への曝露を減らすことで、喘息、肺疾患、繁殖障害のリスクを低減できる。

Chapter 4

脳のパフォーマンスを最大化するスーパーフード21

この章では、**記憶力と脳の健康にとって最高の食品を紹介する。**どれも美味しく、入手や料理が簡単で、素晴らしいメリットがある。「3週間脳力改善プログラム」の第2週では、この章で紹介する21の食品のうち最低でも5つを日々の食事にとりいれるようにする（無理なくできるのであれば、さらに多くの食品をとりいれてもいい。食品の数が増えるほど、脳力も高まる）。この章で紹介するのは、私が特におすすめする食品だが、もちろん他にも脳力を高められる食品はある。どの食品を選んだのかをわかりやすくするために、本書の目次に印をつけるといいだろう。5つのスーパーフードを選び、プログラム期間中、日常的に摂取しよう。

••••••••••••

60秒脳力アップ ⑪ ザクロで脳のエネルギーを高める

ザクロやザクロジュースは、**脳に強力な抗酸化作用をもたらしてくれる。**

ザクロはとてつもなく美味しいだけではなく、栄養満点で健康効果も絶大だ。**豊富な抗酸化物質が含まれ、脳の健康を高めるためにも最適だ。**

ザクロは、米農務省が定めるＯＲＡＣ（酸素ラジカル吸収能）尺度で高く評価されている。これは、細胞組織を傷つける活性酸素「フリーラジカル」をその食品がどれだけ吸収するかを示す尺度だ。ＯＲＡＣ尺度で高く評価される食品は、迅速かつ効果的にフリーラジカルを鎮静化させ、深刻な問題が起こるのを防ぐ。

ザクロはその脳への健康効果によって研究対象として大きな注目を集めているが、脳の損傷を予防し、回復を早める効果があることを示す研究結果も多く存在する。

『Journal of Traditional and Complementary Medicine』誌に掲載された研究は、動物実験において、ザクロの高レベルの抗酸化物質がアルツハイマー病の治癒に有益であることを示している。『Current Alzheimer's Research』誌に掲載された研究は、ザクロジュースの摂取がアルツハイマー病に関連するアミロイド斑の形成を防ぐことを示している。『Life Sciences』誌に掲載された研究によれば、ザクロは外傷性脳損傷の予防効果がある。ザクロ抽出物には脳を保護する効果に加えて、抗酸化効果や抗炎症効果もある。つまり、ザクロを食べるほど、脳の損傷を防げる。ザクロやザクロジュースは脳の健康を保つために日常的にとりいれたい食品だ。

ザクロは、アルツハイマー病と外傷性脳損傷だけではなく、**脳卒中とその要因である高血圧の予防にも効果がある。**『Atherosclerosis』誌に掲載された新しい研究によれば、ザクロによって体内でのコレステロール合成能力や、血管系内でのフリーラジカルの削減能力が高まる。また、『Plant Foods for Human Nutrition』誌に掲載された研究によれば、ザクロには高脂肪の食生活によって起こりやすい高血圧を予防する効果がある。

ザクロの食べ方はいろいろ

ザクロのメリットを享受する方法はたくさんある。私のお気に入りの方法を紹介しよう。

■ おやつやデザート代わりに新鮮なザクロを食べる。

■ザクロの種をサラダに振りかける。見た目も美しく、栄養価も高い。
■糖類と防腐剤が無添加のザクロジュースを飲む。血糖値の急な上下動を避けるために、水で薄めて飲むとよい。
■サラダドレッシングにザクロジュースを加えて、彩りや味の変化を楽しむ。
■スムージーにザクロジュースを加えて、抗酸化物質の量を増やす。
■シトラスジュースや炭酸水でザクロジュースを割って飲む。

ただし、注意すべき点もある。『Neurobiology of Aging』誌に掲載された動物実験によれば、ザクロジュースの摂取によって動物のパーキンソン病が悪化する。パーキンソン病の患者や、家族にこの疾患の病歴がある人は、ザクロを控えるべきだ。

ザクロがこんなにも健康にもいい10の理由

ザクロの健康上のメリットは幅広い。日常的なザクロの摂取によって、脳だけではなく腎臓や肝臓の保護、免疫システムの強化、アレルギー反応の減少、血糖値の調節、感染症の治癒、前立腺がん、乳がん、皮膚がんの予防といった効果がある。ザクロの目覚ましい健康効果を示す研究例を紹介しよう。

■**腎臓の保護**――『Renal Failure』誌に掲載された最新の研究によれば、ザクロ抽出物は腎臓の損傷を防ぎ、腎臓を有害な毒素から保護する。

■**肝臓の保護と再生**――『Toxicology and Industrial Health』誌に掲載された最新の研究によれば、ザクロジュースは肝臓を保護するだけでなく、損傷後の再生にも役立つ。

■**免疫機能の強化**――ザクロとザクロジュースには、免疫力を高めるのに欠かせない栄養素、ビタミンCがたっぷりと含まれている。

■**アレルギーの軽減**――ザクロに多く含まれるポリフェノールには、アレルギーの原因となる生化学的プロセスを減らす効果がある。

■**メタボリックシンドロームの抑制**――『Food & Function』誌に掲載された研究によれば、ザクロは血糖値の調節、身体のインスリン感受性の向上、炎症の緩和、肥満や糖尿病の原因となるメタボリックシンドロームの抑制に効果がある。

■**感染症の予防**――『Food and Chemical Toxicology』誌に掲載された最新の研究によれば、ザクロ抽出物はグラム陰性細菌に対して使われる薬物の有効性を高める。グラム陰性細菌の多くは、薬剤に耐性があることで知られる。

■**DNAの保護**――ザクロに含まれる抗酸化物質やファイトケミカルは、体内の遺伝物質に反応してこれらを保護し、結果として抗がん効果を生じさせるとも考えられている。

■**前立腺がんの予防**――『Translational Oncology』誌に掲載されたカリフォルニア大学リバーサイド校での研究によると、ザクロジュースとザクロエキスにはがん細胞を死滅させる効果がある。

■**乳がんの予防**――『Breast Cancer Research and Treatment』誌に掲載されたカリフォルニア大学リバーサイド校によるザクロジュースとその3種類の栄養成分（ルテオリン、エラグ酸、プニシック酸）の乳がんに対する影響についての研究によれば、ザクロジュースとその抽出物は「がんの進行を防ぐための非常に効果的な治療法としての可能性がある」。

■**皮膚がんの予防**――『British Journal of Dermatology』誌に掲載された新しい研究によると、ザクロの摂取量が多くなることが、代表的な2種類の皮膚がん（基底細胞がんと扁平上皮がん）の罹患率の低下と関連していた。

…………

60秒脳力アップ⑫　脳を守るためにチェリーを食べる

チェリーの成分は**脳を構成する水分や脂肪分を損傷から保護する。**

チェリーが嫌いな人はめったにいない。この果物はまったく罪悪感なく食べられる、天然のキャンディーのようなものだ。その優れた健康効果はいくつもある。脳を有害な毒素から守り、体内の抗酸化物質を増やして炎症を抑え、脳の損傷を防ぐ。

最新の研究によって、老化や病気に対抗する新しいファイトケミカル（植物に含まれる天然の化学物質）が連日のように発見されている。これらのさまざまな物質を摂取するための最良の方法は、新鮮な果物や野菜を食べることだ。

米農務省は、高レベルの抗酸化物質を含むスーパーフードを識別するために、酸素ラジカル吸収能（ＯＲＡＣ）と呼ばれる食品尺度を開発した。『Journal of Nutrition』誌と『American Journal of Nutrition』誌に掲載された2件の研究では、**高ＯＲＡＣの果物や野菜を摂取するとヒトの抗酸化力が13～25％向上し、それによって脳の老化プロセスが遅延される可能性**が示唆された。チェリーのＯＲＡＣ値は、１００グラムあたり６７０と極めて高い。

チェリーの健康上の利点は老化を遅らせるだけではない。中心に核がある果物（核のある果実の詳細については156ページを参照）には、脳を保護し治癒するフラボノイドが高濃度で含まれている。プロアントシアニジンと呼ばれるフラボノイド群には、環境毒素による損傷に対して脳の脂肪部分と非脂肪部分を保護する能力がある。これは、脳細胞内と脳細胞間のフリーラジカルの活動を減少させることで作用すると考えられている。チェリーはこの強力な抗酸化物質の濃度が極めて高い食品だ。

チェリーに強力な抗炎症作用があることを示す研究もある。ミシガン州立大学で天然物と化学を研究するムラリードハラン・ナイアーは、タートチェリーの抽出物にアスピリンの10倍の炎症軽減効果があることを発見した。前述したように、炎症は認知症や脳疾患を含む他の多くの病気と関連している。

チェリーは関節痛にも効く

砂糖入りのデザートの代わりに、新鮮なチェリーを楽しもう。核をとってスムージーやサラダ、肉料理に加えてみよう。バルサミコ酢に加えると風味が良くなる。チェリーパイを食べてもいいが、材料に気をつけよう（健康に良くない生地やトランス脂肪酸、たっぷりの砂糖が使われていることが多いからだ）。自作または市販のチェリージュースもいいが、後者の場合は砂糖が加えられていたり、リンゴジュースで希釈されたりする場合があるので注意すること。健康食品店で売られている濃縮チェリージュースを毎日スプーン2杯ほど摂取するのもいいだろう。

研究によると、**チェリーは関節痛や関節炎の軽減に役立つ強力な抗炎症作用がある。**関節の痛みに悩んでいる人は、美味しいチェリーを食べることで、同時に症状を軽減することができるだろう。

60秒脳力アップ ⑬ セージでキレキレの脳をつくる

セージの日常的な摂取は、記憶力を大幅に向上させる。

脳の健康や頭脳の鋭敏さを高めようとするとき、ハーブのことを思い浮かべる人は少ないかもしれない。だが、ハーブには脳力アップと脳疾患予防の強力な効果がある。

セージは七面鳥の詰め物に使う調味料として優れているだけではなく、脳の健康にとっても効果的な食品だ。イギリスの研究チームが18歳から37歳の成人44人を対象にセージの治療効果に関する研究を行ったところ、セージ油のカプセルを与えられた被験者はヒマワリ油をプラセボで与えられた対照群に比べて記憶力検査の結果が良かった。**セージを与えられた被験者は、即時型および遅延型の単語記憶テストのスコアが良く、気分の向上も見られた。**同チームによる別の研究によれば、セージはアルツハイマー病患者の治療にも効果的だ。

新鮮なセージは、スープやシチュー、鶏料理に加えるのに適している。少量のオリーブオイルに加えると、パスタ料理にも合う。私はカボチャのラビオリに炒めたセージを使うのが好みだ。七面鳥に使う穀物の詰め物を、感謝祭以外のときに食べるのもいい。私は、好物のグルテンフリーの穀物ミックスに、刻んだセージ、タマネギ、セロリ、ピーマン、塩を加えたものを、年中楽しんでいる。

セージは細胞の損傷回復にも役立つ

セージには以前から、更年期障害やPMS（月経前症候群）に効果があるとされてきた。だがセージのエッセンシャルオイルには、遺伝物質の損傷を防ぐという大きなメリットもある。

『Journal of Agricultural and Food Chemistry』誌に掲載された研究によれば、セージの化合物は細胞のDNAを損傷から守り、すでに損傷している細胞のDNAの修復を促す可能性がある。この研究は最近のもので、ヒトを対象にした実験は行われていないが、近い将来、遺伝病の予防や治療、さらにはがん、心臓病など遺伝的要素を伴う疾患の予防にセージが役立つようになることが期待される。

60秒脳力アップ 14 ブルーベリーを食べて頭を良くする

日常的にブルーベリーを食べると、炎症が劇的に減り、記憶力が高まる。

ブドウは、脳に効く食べ物としての高い評価を得ているが、ブルーベリーも、もっと注目を集めてもよい食べ物だ。この美味しいベリーは、さまざまな作用によって脳を病気から守る。また、**加齢に伴う記憶力低下を予防する効果もある。**ブルーベリーが脳にどのような働きをもたらすかを見ていこう。

まず、ブルーベリーにはフラボノイドと呼ばれるファイトケミカルが含まれている。フラボノイドは、脳をフリーラジカルによる被害から守る。ブルーベリーにはプロアントシアニジンと呼ばれる最高濃度のフラボノイドが含まれている。プロアントシアニジンはブルーベリーを鮮やかな青色にし、**老化や病気の原因になるフリーラジカルを破壊する抗酸化物質として作用する。**

多くの研究で実証されているブルーベリーの脳への健康効果は、プロアントシアニジンや他の成分の作用によってもたらされていると考えられる。動物実験では、ブルーベリーの抽出物を与えられた動物は運動能力の低下が少なく、記憶力テストでの結果も優れている。ブルーベリーの成分には、老化に伴う記憶力や運動能力の低下を食い止める作用があるという研究結果もある。

また、ブルーベリーは天然のアスピリンとも呼べる存在で、脳卒中に関連する動脈血栓の予防に役立つサリチル酸が含まれている。また、**さまざまな脳疾患の引き金になる炎症をとり除く抗炎症作用もある**。

ブルーベリーには、体内の熱ショックタンパク質レベルを上昇させる作用があることもわかっている。熱ショックタンパク質（またはストレスタンパク質）は、急激な体温上昇などのストレスに対処するために用いられるほか、体内でのタンパク質の製造と輸送、細胞の保護などの役割も果たしている。**熱ショックタンパク質は加齢と共に減少するが、減りすぎてしまうと脳を含む細胞の炎症や損傷の原因になる**。ブルーベリーは熱ショックタンパク質を回復させるため、日常的に摂取することで炎症の軽減効果が見込める。

ブルーベリーの日常的な摂取によって、気分を高揚させる脳化学伝達物質ドーパミンの分泌も促される。脳の報酬・快感中枢を司るドーパミンは、パーキンソン病などの脳疾患患者ではレベルが低くなる傾向がある。

さらに、ブルーベリーは脳の強化と保護に役立つ、ビタミンE、ナイアシン、葉酸などのビタミンや、マグネシウム、マンガン、カリウムなどのミネラルを豊富に含んでいる。

ブルーベリーはがんのリスクを減らす

週に5日、2分の1カップのブルーベリーを食べよう。生でも冷凍タイプでもいいが、缶詰や加糖タイプのものは避けること。スムージーに加えたり、冷凍庫で型に合わせて凍らせて食べたりするのも簡単だ。私のお気に入りは、冷凍したものを少しだけ解凍してシャーベット状にし、デザートとして味わうことだ。プリンや朝食用のシリアル、サラダに添えるのもいいし、単体でおやつにするのもいい。ブルーベリーは脳に効くだけでなく、とても美味しい。

ブルーベリーには、抗がん作用と遺伝物質の保護作用が証明されているファイトケミカル、エラグ酸も豊富に含まれている。また、身体ががん細胞などの有害な細胞や損傷した細胞を見つけ出して破壊するための方法であるアポトーシス（細胞の自然死）を、健全な比率で促すため、がんのリスクを軽減する。

60秒脳力アップ ⑮

セロリは脳に効く最強の食材

20種類もの抗炎症物質を含むセロリとセロリシードは、脳力アップ食品のスーパースターである。

脳の健康に効くスーパーフードとして、セロリほど見逃されている食べ物もない。あまりにも身近にあり、手頃な価格で入手できるためにピンとこないかもしれないが、セロリは紛れもなく、脳に素晴らしい効果をもたらすスーパーフードだ。

今から900年以上前、作家、科学者、音楽家、修道女のヒルデガルト・フォン・ビンゲンが、セロリの抗炎症性について書いている。科学がその発見の正しさに気づいたのは、最近のことだ。著名な植物学者で、名著『The Green Pharmacy』の著者であるジェームズ・デュークは、セロリとセロリシードには、強力な作用で知られるアピゲニンを含む、20種類以上の天然の抗炎症物質が含まれていることを発見した。**これらの抗炎症物質は、脳の炎症を減らし、老化にともない生じる記憶力の低下や脳の機能低下を食い止める。**

セロリは関節炎・痛風にも効く

セロリはさまざまな形で簡単に日常の食事に加えることができる。ジューサーやミキサーでジュースにするのもいい（ミキサーを使う場合、水を吸ったセロリが膨張しやすいので、加える水の量を少なくし、時間を置かずに飲むとよい）し、刻んだセロリやセロリシードをスープやシチューに入れるのもいい。私の妹は、ご自慢のシーザーサラダドレッシングに刻んだセロリを隠し味としてブレンドし、ドレッシングに深みを加えている。アーモンドバター、フムスなどのディップやスプレッドをつけて生で食べたり、刻んでサラダに加えたりしても美味しい。

塩の代わりに調味料として使いながら、抗炎症効果も得られる。セロリとセロリシードには自然の塩味があり、多くの料理に適している。私のお気に入りは、ガーリックの代わりにセロリシードを使ったセロリブレッドだ。全粒粉のグルテンフリーブレッドにオリーブオイルを塗り、その上にセロリシードを載せて、小麦色になるまでオーブンで焼くだけでつくれる。

セロリシードはサプリメントでもとれる

セロリシードのメリットは、サプリメントからも享受できる。つま先の強い痛みで知られる関節炎、痛風の処方薬には、抗炎症効果のあるセロリシードのサプリメントが使われることがある。セロリとセロリシードは医学的な効果が実証された関節炎の治療薬だ。

…………

60秒脳力アップ ⑯ ターメリックで認知症を予防する

ターメリックに含まれるクルクミンは、**脳疾患の予防に大きな効果がある。**

インドのカレー料理を楽しむ理由は、味だけではない。カレーに含まれる黄色のスパイス「ターメリック」は、脳を病気から守る強力な食品だ。

UCLAアルツハイマー病リサーチセンターでの研究によれば、ターメリックを黄色くしている色素であるクルクミンにも、**脳の炎症やプラーク形成を予防する強力な効果がある。**炎症とプラークは、アルツハイマー病を含む深刻な脳疾患と関連している。炎症とアルツハイマー病の関連性が初めて見つかったのは、ブリティッシュ・コロンビア大学のパトリック・マクギアとアリゾナ州サン・ヘルス・リサーチ・インスティテュートのジョージ・ロジャースが、過去10年間の病院の薬剤記録を調べ、強い抗炎症薬を日常的に投与されていた関節炎患者は、そうでない人に比べてアルツハイマー病の発症率が7倍も低いという事実を発見したことに遡る。

しかし、強力な関節炎薬は深刻な副作用があるため、有効な選択肢ではない。このCOX－2阻害剤として知られる種類の医薬品に含まれる薬物の一部には、服用者を死に至らし得る強い副作用があるため、販売が禁止されていたこともある。ターメリックにはCOX－2の抑制作用があり、炎症を抑える効果もある。体内で炎症の原因となることの多い化学伝達物質プロスタグランジンは、シクロオキシゲナーゼ1（COX－1）とシクロオキシゲナーゼ2（COX－2）という2種類の酵素によってつくられている。関節炎薬はCOX－2酵素に作用するが、ターメリックは両方の酵素に作用して炎症を抑える。さらに、薬と違って副作用はない。

金沢大学大学院の研究チームが実施した研究によれば、クルクミンは脳内のベータアミロイドと呼ばれる物質（アルツハイマー病の要因と考えられている）の発達を妨げる。『Journal of Neuroscience Research』誌に掲載された動物実験では、**クルクミンが空間学習能力と記憶力を高める効果があることが示された**。他の研究では、認知症、過敏性、興奮、不安、無関心を含む重度の症状を有する3人のアルツハイマー患者に、ターメリックのサプリメントが与えられた。12週間にわたり毎日ターメリックを764mgとクルクミン100mgを摂取した患者は、「臨床症状や検査データに悪影響を生じることなく、症状から回復しはじめた」。治療開始から3カ月後、患者の症状と介護者への依存度が有意に低下した。治療開始から1年後、患者のうち2人が家族を認識できるようになった。あるケースでは、ミニ・メンタル・ステート検査（MMSE）のスコアが17％も改善した人もいた。MMSEは、認知障害の測定のために臨床研究で広く用いられている30項目の質問で構成される心理テストだ。

ターメリックは炎症をしずめる

クルクミンのメリットを享受するための一番簡単な方法は、カレーやシチューにターメリックを加えることだ。ただし、脳疾患の治療や予防のために最良の結果を得るには、食品に含まれているよりも有効成分を多くとらなければならない場合がある。この場合、標準化エキスから1日当たり1200mg以上のクルクミンを摂取すること。現在のところ、クルクミンを大量に摂取した場合でも、身体への悪影響は見つかっていない。私のクライアントの大半では、食事やサプリメントでクルクミンを日常的に摂取することで、記憶力の大幅な改善が見られる。

ターメリックには、COX－1・COX－2阻害薬と同じメカニズムで痛みを抑制する能力がある。また、強力な抗炎症作用もある。最近の研究によれば、ターメリックの主な治療成分であるクルクミンを1200mg摂取することは、強力な抗炎症薬であるフェニルブタゾン300mgと同等の効果がある。しかも、毒性が強く市販が禁止されているフェニルブタゾンとは異なり、ターメリックは安全だ。

ターメリックの強力な鎮痛作用と抗炎症作用は身体全体に効果があり、かつ副作用の心配も無用だ。研究によれば、ターメリックは痛みの神経伝達物質であるP物質の神経終末を激減させることで、痛みを軽減する。このためターメリックを食事やサプリメントから摂取すれば、身体全体の痛みや炎症を減らすことができる。

60秒脳力アップ 17 お茶で脳の両半球をパワーアップ

茶に含まれるカテキンは脳細胞の損傷と死滅を防ぐ。

アフタヌーンティーは、頭をすっきりとさせるのに役立つ。紅茶、緑茶、白茶には、カテキンと呼ばれる抗炎症・抗酸化成分が大量に含まれており、脳の健康に最適だ。これらの天然のファイトケミカルは、脳を保護するために極めて効果的であることがわかっている。「毎日2杯以上の茶を飲む人はパーキンソン病の発症率が低い」「緑茶の抽出物はパーキンソン病によって冒された脳の領域での神経細胞の損失を減少させる」といった研究結果もある。

緑茶には、フリーラジカルと闘う抗酸化物質がビタミンEの20倍も含まれているという研究結果もある。**緑茶は、脳卒中の原因となる血栓や血液凝固のリスクを低下させる**。しかし、脳卒中のリスクを軽減するのは抗酸化作用だけではない。緑茶は動脈でのコレステロールの蓄積を防ぐので、心血管疾患の予防にも役立つ。『Journal of Biological Chemistry』誌に掲載された研究によれば、EGCG（エピガロカテキンガレート――紅茶、緑茶、白茶に含まれる特殊なファイトケミカル）は、動脈での脂肪の蓄積を防ぐ。緑茶の健康効果はよく耳にするが、その立役者になっているのがEGCGだ。白茶と紅茶にもこの物質が含まれているが、一般的に緑茶よりもEGCGの含有量が少ない。

日常的なカフェインの摂取が、パーキンソン病の主な原因であるドーパミンの減少を防ぎ、加齢に伴う脳の変性プロセスを食い止める可能性があることを示す研究もある。

茶がもたらす脳への嬉しい健康効果は他にもある。ＥＧＣＧは、体内のインスリン効率を改善して血糖値の急変動を抑制するので、疲労や興奮、ジャンクフードへの欲求などを減らせる。脳を正常に機能させるためには、血糖値を安定させることが不可欠だ。**血糖値が安定していると、脳内の炎症も減らせる。**

お茶は慢性的疾患に効く

緑茶の茶葉1〜2さじを熱湯に注ぎ、5分程度置いてから茶こし器でこす。冷やして飲みたければ、冷ましてから氷を加えるといい。緑茶の適量は1日3杯程度だと言われている。嬉しいことに、緑茶にはコーヒーや紅茶よりもカフェインの含有量が少ない。

味が好みではないなら、飲み方を変えてみよう。熱くしても、冷たくしてもいいし、甘くしたいのなら、天然ハーブのステビアを少量加えよう。私もはじめ緑茶はあまり口に合わなかったが、今では新鮮なレモン汁とステビアを加え、氷で冷やして飲むのが大好きになった（いわば、緑茶レモネードだ）。緑茶が嫌いな人でも、この飲み物は気に入ってくれる。

茶（特に緑茶と白茶）には、フリーラジカルを死滅させる強力な抗酸化物質が含まれているため、**関節炎、糖尿病、がんなどの多くの深刻な慢性疾患の発生リスクを減らせる。**

60秒脳力アップ ⑱

食物繊維は4つの作用で脳の健康を増進する

「食物繊維には腸を整える働きはあっても、脳の働きとは無関係だ」と考えている人もいるかもしれない。だが、食物繊維は腸の健康に役立つ以外にも、脳の健康にも重要な役割を果たしている。そこには4つの作用がある。

1. 腸内に老廃物が溜まるのを防ぎ、腸壁や血液、脳に毒素が移動するのを防ぐ。栄養素が血流に入り込む場所である腸壁が老廃物でいっぱいだと、毒素が血液に吸収されてしまう。食物繊維はこれらの有害な老廃物が血液に吸収される前に、速やかに排除する。

2. 腸内での悪い細菌の増殖を抑える。

3. 体内の毒素に結合して、それらを体外に排除する。食物繊維の種類によって、結合する毒素も異なる。たとえば、米やホウレンソウの食物繊維はポリ塩化ビフェニルに結合し、リンゴやオレンジのペクチン、ニンジンやキャベツの食物繊維は重金属の鉛と結合する。毒素はこれらの食物繊維によって体外に排出されるので、脳に入り込みにくくなる。

4. 急速な血糖値の上昇を防ぐことで、グルコースの放出量の調節に役立つ。現代人の平均的な食事で起こりがちな**血糖値の激しい上下動を抑え、脳に安定したエネルギーを供給できる**ようになる。

食物繊維を効果的に摂取できる食材

豆類には極めて多くの食物繊維が含まれている。ヒヨコ豆、レンズ豆、インゲン豆、白インゲン豆などを料理に加えるのは難しくない。全粒穀物も食物繊維が豊富だ。果物や野菜にも食物繊維が多い。

食物繊維の効果的な摂取に役立つ、天然かつグルテンフリーの食品リストを紹介しよう（この類いのリストには「ふすま（ブラン）」が含まれていることが多いが、ふすまは加工されているケースが大半なのでここでは対象外とした）。

豆は食物繊維の王様

豆ほど食物繊維が豊富な食品もない。毎日の食事で豆を積極的にとっていないのなら、今がそれをあらためる良いチャンスだ。推奨される豆の種類と、1カップ当たりの食物繊維量（グラム）を示す。

小豆……………17g
黒豆……………15g
ヒヨコ豆…………12g
インゲン豆………16g
レンズ豆…………16g
白インゲン豆……19g

ナッツは生のものにする

健康食品店の冷蔵コーナーに置いてある、生で無塩のナッツは食物繊維が豊富な自然食品だ。ナッツには揮発性の油が含まれているので、市販のナッツのほとんどがそうであるように、加工中に加熱したり、保管中に熱にさらしたりすると油が悪くなってしまう。なお、ピーナッツは身体に悪影響をおよぼすカビ毒のアフラトキシンに特に弱いため、このリストには入れなかった。

アーモンド……4g
ブラジルナッツ……12g
カシューナッツ……1g
松の実……12g
ピスタチオ……3g
クルミ……2g

種実類には良質の脂質やタンパク質も含まれる

あまり注目されることはないが、種実類には健康的な脂質やタンパク質、食物繊維が豊富に含まれている。種実類が使われる方法や量はさまざまなので、ここでは適切な1食分の分量とそこに含まれる食物繊維の量（グラム）を記載した。

チアシード（大さじ2）……………10g
亜麻仁（大さじ2）……………4g
大麻種子（大さじ2）……………2g
カボチャのタネ（2分の1カップ）…3g
ゴマ（4分の1カップ）……………4g
ヒマワリのタネ（2分の1カップ）…6g

ベリー類

ベリーは美味しいだけではなく、食物繊維も豊富だ。おすすめのベリーと、1カップ当たりの食物繊維量（グラム）を紹介しよう。

ブラックベリー……………8g
ブルーベリー……………4g
エルダーベリー……………10g
ラズベリー……………8g
イチゴ……………3g

全粒の穀物

グルテン過敏症で苦しんでいる人は多い。食物繊維が豊富な、グルテンフリーの全粒穀物を、調理後の1カップ当たりの食物繊維量（グラム）で紹介する。

アマランサス……5g
玄米……4g
ソバ粉……5g
キビ……2g
オート麦……8g
キヌア……5g

野菜では葉物野菜とスクワッシュがおすすめ

野菜のなかでも、特に葉物野菜とスクワッシュ（カボチャ類）からは豊富な食物繊維が摂取できる。おすすめのものを、調理後の1カップ当たりの食物繊維量（グラム）と共に紹介しよう。

コラードグリーン……5g
ケール……3g
ホウレンソウ……5g
スイスチャード……4g
ドングリカボチャ……9g
ニホンカボチャ……6g
ハバードスクワッシュ……7g
金糸瓜（そうめんカボチャ）……2g
夏カボチャ……5g
ズッキーニ……3g

腸は食物繊維が大好物だ。食物繊維を増やせば、大腸がんなどの腸疾患のリスクも大幅に減らせる。

60秒脳力アップ 19

豆類で認知能力を高める

豆類には、脳に有害な成分を排除する重要な栄養素が多く含まれている。

豆類ほど過小評価されている食べ物もない。豆類に多く含まれているビタミンB_6と葉酸は体内のホモシステインのレベルを低下させる。ホモシステインレベルが高いと、心臓病、脳卒中、老化促進のリスクが高まる。インゲン豆と黒豆にはビタミンB_6と葉酸が特に豊富に含まれている。

豆類に多く含まれるビタミンBのチアミンは、エネルギー生産、脳細胞、認知機能に不可欠だ。ビタミンB_1としても知られるチアミンは、**重要な脳伝達物質アセチルコリンの材料になるので、記憶力を健全に保つために欠かせない。**

インゲン豆には、重要な酵素であるスーパーオキシドジスムターゼ（SOD）の製造に不可欠なミネラルであるマンガンが多く含まれている。SODは細胞内で生成されたフリーラジカルの働きを弱めるので、エネルギー生産が改善され、体内の酸化的な損傷が軽減される。1カップのインゲン豆で、マンガンの1日の推奨量の約4分の1を摂取できる。

「Normative Aging Study」と題された大規模な研究は、豆類のように葉酸の多い食生活には、認知機能の低下を防ぐ効果があることを示している。

毎日2分の1カップ程度の豆を摂取するのはそれほど難しくはない。サラダに火を通したヒヨコ豆を加えたり、生野菜のサラダにハマスを添えたり、マッシュポテトの代わりに塩で味付けしたヒヨコ豆のピューレと炒めたピーマンを楽しんだりしよう。スープやシチュー、キャセロール、カレー、タコス、ファジータ、ラップに豆やレンズ豆を加えるのもいい。もちろん、定番メニューのチリもある。白インゲン豆には1カップ当たり19グラム、インゲン豆には16グラムと豊富な食物繊維が含まれているが、他の豆もそれに引けを取らない。レンズ豆やヒヨコ豆でベジタリアンバーガーをつくったり、ベサン粉（ヒヨコ豆の粉）を使って焼き菓子をつくったりしてもいいだろう。

豆でスリムな体型をつくる

豆類の血糖値の調節効果には、1日を通してエネルギーバランスを保てるというメリットもある。『European Journal of Nutrition』誌に掲載された最近の研究によれば、**レンズ豆やヒヨコ豆などの豆類には体脂肪の燃焼効果がある。**これは、豆類に豊富に含まれているタンパク質と食物繊維が血糖値を安定させるためだ。**血糖値の急激な上下動が減ることで、身体に余分な脂肪が溜まらないようになる。**豆類が体型をスリムに維持するために役立つ効果は他にもある。ヒヨコ豆を摂取した被験者は、食事に満足感を覚え、加工食品の摂取量が減ったという研究結果もある。

60秒脳力アップ 20 1日1個のリンゴで認知症を防ぐ

1日1個のリンゴや1杯のジュースは、**重要な脳内ホルモンの分泌を促し、脳の健康を高める。**

「1日1個のリンゴは医者いらず」ということわざを耳にしたことがある人は多いはずだ。これは、リンゴがオーガニックなものであれば、脳の健康に関しては文字通りに真実だ。

リンゴジュースは脳の機能低下を防ぐ

『American Journal of Alzheimer's Disease & Other Dementias』誌に掲載された研究によれば、毎日4オンス（約120cc）のリンゴジュースを2杯飲んだアルツハイマー病患者（重篤度＝中～高）は、攻撃性、不安、妄想が27％減少した。『Journal of Nutrition, Health & Aging』誌に掲載された研究によれば、**リンゴジュースの日常的な摂取には、脳の機能低下を促す不健康な食生活や遺伝的欠陥を補う効果がある。**

『Journal of Alzheimer's Disease』誌に掲載された研究によれば、動物の食事にリンゴジュースの濃縮物を加えたところ、フリーラジカルによる悪影響と、アルツハイマー病に一般的な認知機能の低下を防ぐ効果がみられた。同じく、動物が健康なアセチルコリンのレベルを維持するのにも役立った（食事にリンゴジュースの濃縮物を加えていない動物では、アセチルコリンのレベルが減少した）。アセチルコリンは、脳と神経細胞のコミュニケーションを助ける、一般的な神経伝達物質だ。

コレステロール値をリンゴで下げる

リンゴとリンゴジュースはさらに、**コレステロールのレベルを適切に保ち、脳卒中を予防することで、脳の健康を維持する働きをする。**イギリス、オックスフォード大学の研究者は、50歳以上の成人を対象に、1日1個のリンゴを食べることと、スタチン系薬剤（コレステロール値を下げるために使用される）を服用することの効果を比較した。

英医学会会報に掲載されたこの研究の結果によれば、**1日1個のリンゴを食べることは、**

スタチン系薬剤を服用することと同程度の、脳卒中や心臓発作による死亡率を低下させる効果がみられた。同研究は、50歳以上のイギリス国民の7割が毎日1個のリンゴを食べれば、心臓発作や脳卒中で命を落とす人を毎年8500人も減らすことができ、同じく50歳以上のイギリス国民の9割が毎日1個のリンゴを食べれば、毎年1万1000人の命を救えると試算している。

なにより、リンゴにはスタチン系薬剤のような副作用はない。同研究は、「1日1個のリンゴと1日1錠のスタチンは、同じくらい医者いらずの効果がある」と結論づけた。そして、「150年前のことわざは、現代医学と同じ効果をもたらし、かつ副作用もない」と付け加えている。

さらに、最近の研究によれば、**リンゴ酢を食事に加えることで、脳卒中のリスクを増大させる高コレステロール値を下げられる。**『Journal of Membrane Biology』誌に掲載された研究によれば、高コレステロール食と併せてリンゴ酢を与えた動物は、高コレステロール食だけを与えた動物に比べて、高コレステロール食による身体への悪影響が低下した。

リンゴは天然のファストフードだ。簡単に手に入り、さっと洗うだけですぐに食べられ、脳力アップや脳疾患予防などのメリットを得られる。昼食にリンゴを加えるのもいいし、休憩中に小腹が空いたときに食べたり、甘いものが欲しいときにおやつ代わりにしたりするのもいい。焼き菓子をつくるときには、砂糖の量を減らすためにアップルソースを使える。リンゴ酢とオリーブオイル、塩、ハーブをブレンドすれば、美味しくて栄養価の高いサラダドレッシングになる。

リンゴ酢を使って減量する

1日1個のリンゴは心臓病のリスクも減らす。リンゴ、リンゴジュース、リンゴ酢にはクロロゲン酸という栄養素が含まれている。『Biochemical Pharmacology』誌によれば、クロロゲン酸はLDLコレステロール（悪玉コレステロールとも呼ばれる）の酸化を防ぐ（酸化は心臓病の進行を促す）。リンゴ酢の日常的な摂取は減量にも効果がある。『European Journal of Clinical Nutrition』誌の調査によると、**リンゴ酢には食欲を抑え、カロリー摂取量を200〜275キロカロリーも減らす効果がある。**『Bioscience, Biotechnology, and Biochemistry』誌に掲載された研究によれば、リンゴ酢は肥満体型の人の減量に役立つ。

60秒脳力アップ 21

ショウガで脳の炎症を抑える

ショウガは脳を保護し、脳疾患の原因となる炎症を軽減する。

ショウガは、料理に風味を加えるだけではなく、抗酸化作用や脳の炎症を防ぐ作用がある。ショウガには、強力な抗炎症化合物によって魔法のような効果をもたらすジンゲロールという成分が含まれている。『Life Sciences』誌に掲載された研究によれば、ショウガは脳の健康を脅かすフリーラジカルを抑制する作用がある。

ハーバード公衆衛生大学院のホングレイ・チェンらの研究によれば、炎症はパーキンソン病の発症に大きく関連している。また、アルツハイマー病の発症においても炎症が見られる。このため、抗炎症作用のある食品は、脳疾患の予防と脳の健康維持にとって重要だ。

南デンマーク大学のクリシュナ・C・スリバスタバによれば、ショウガは炎症の緩和において非ステロイド性抗炎症薬（NSAID）よりも優れている。NSAIDは炎症を引き起こす物質をブロックするだけだが、ショウガは炎症形成のブロックと抗酸化物質による炎症の分解という2つのメカニズムによって作用する。抗炎症薬は炎症関連の脳疾患患に使用されているため、これは有望な研究だといえる。
また、ショウガは血液中の有害なコレステロールを減らし、脳卒中のリスクを減らすことができる。高トリグリセリド、高ＬＤＬコレステロール（悪玉コレステロール）、低ＨＤＬコレステロール（善玉コレステロール）を有する患者95人を2つの被験者グループに分けた研究がある。実験群のグループは1日に１０００㎎のショウガを3回摂取し、対照群はプラセボを服用した。45日後、ショウガを摂取した実験群の被験者は、プラセボを服用した対照群よりＬＤＬコレステロールが低下し、ＨＤＬコレステロールが増加していた。

ショウガで筋肉痛をしずめる

ショウガを楽しむとても簡単な方法は、すり下ろしたショウガをお湯で割って飲むことだ。蜂蜜やステビアで甘みを加えてもいい。スープや炒め物、野菜などにすり下ろしたショウガを加えるのもいい。ショウガのサプリメントからは、この優れた抗炎症ハーブを効率的に摂取できる（服用に当たっては、サプリメントの指示に従うこと）。

ショウガの鎮痛作用と抗炎症作用には、関節痛や筋肉痛を緩和する効果がある。

60秒脳力アップ 22

脳に良いオメガ3脂肪酸をとる

オメガ3の摂取量を増やせば、**脳細胞が健康になり、脳細胞間の情報伝達がすみやかになる。**

英語には「まぬけ」を意味する「ファットヘッド（fathead）」という言葉があるが、これは悪い方の意味ではなく、文字通りの意味としては正しい。なぜなら、人間の脳の約6割は脂肪でできているからだ。だから、脳の健康を保つには食事から十分な脂質をとる必要がある。ただし、脂質ならなんでもいいというわけではない。脳にダメージを与える種類の脂質もある。標準的なアメリカ人の食事に多く含まれるトランス脂肪酸や硬化油脂は体内の炎症を悪化させ、結果として脳を傷つけてしまう。これらの**不健康な脂質は、揚げ物、ショートニング、ラード、マーガリン、焼き菓子、加工調理食品に多く含まれている。**ただし、トランス脂肪酸と硬化油脂だけが問題なわけではない。

健康な脂質は脳細胞膜を柔軟にして、記憶を含むさまざまな信号を脳細胞間でスムーズに交換できるようにする。**オメガ6脂肪酸とオメガ3脂肪酸はどちらも脳の健康にとって**

重要で、4対1の比率でとることが望ましいとされている。しかし、平均的なアメリカ人の食事では、その比率は20対1から40対1という極端なアンバランスさであり、オメガ3脂肪酸の欠乏症を引き起こしている。この比率で摂取されたオメガ6脂肪酸は炎症を引き起こし、不足しているオメガ3脂肪酸がその炎症を抑える役割を担わされることになる。現代人の食事に含まれる必須脂肪酸のほとんどは肉やナッツから摂取されたものだ。

　これらの脂質のほとんどはオメガ6脂肪酸だ。オメガ6脂肪酸は、トウモロコシ油、ヒマワリ油、ベニバナ油のなかに高濃度で含まれている。さらに、オメガ6脂肪酸を間接的に含む食品もある。「ユー・アー・ホワット・ユー・イート（食は人なり）」という言葉があるが、「ユー・アー・ホワット・ユー・イート・イーツ」という言葉を見かけたことがある。つまり、「あなたはあなたが食べる物が食べたものでできている」ということだ。たとえば、オメガ6脂肪酸の多いトウモロコシなどの穀物を飼料として与えられた牛や豚、鶏の肉を食べると、間接的にオメガ6脂肪酸をたくさん摂取することになる。

　オメガ3脂肪酸が豊富に含まれている食材には、亜麻仁と亜麻仁油、クルミとクルミ油、藻類、オキアミ油、脂の乗った冷水魚（天然のサーモンが最良だ）などがある。オメガ3脂肪酸の一種であるドコサヘキサエン酸は、**脳細胞膜の大部分を柔軟にし、記憶に関する信号が細胞間をスムーズに行き来するのを助け、中枢神経系全体の神経伝達を促し、細胞の**

エネルギーセンター（ミトコンドリア）を損傷から守る。

オメガ3脂肪酸を豊富に含む魚には、サバ、イワシ、マグロ、サケ、レイクトラウト、ニシンなどがある。ただし、体内に水銀が多く蓄積された魚には注意しなければならない。3章で見たように、水銀は脳疾患の原因になり得る。水銀が多いことで知られるメカジキやサメのような捕食魚、スズキ、カワカマス、マグロ、ウォールアイ、オオクチバスなどはあまり多く摂取しないようにしよう。養殖のサケには高レベルの水銀が含まれていることが多いだけではなく、抗生物質の残留物も含まれ、肝心のオメガ3脂肪酸は少ない。

サバ、イワシからオメガ3脂肪酸を摂取する

脳に有害なトランス脂肪酸が使われている、マーガリンや加工食品は避けよう。代わりに、亜麻仁、亜麻仁油、チアシード、ヘンプシード、生クルミ、サバ、イワシ、マグロ、サケ、ニシンなどからオメガ3脂肪酸を日常的に摂取しよう。菜食主義者的な方法をとる場合、毎日大さじ2の亜麻仁油、または亜麻仁種、チアシード、ヘンプシードをすったものを大さじ2とろう。クルミもオメガ3脂肪酸が豊富に含まれていて、軽食に最適だ。主に魚からオメガ3脂肪酸をとる場合は、週に2回、120グラム程度の魚を食べよう。

体内の炎症を悪化させるトランス脂肪酸や硬化油脂を食卓から追放することで、関節をはじめとする身体のさまざまな部位の炎症を抑えることができる。これらの脂質を身体に良いオメガ3脂肪酸に置き換えることで、抗炎症作用はさらに高まる。関節痛などに悩まされている人なら、症状が緩和されることに気づくはずだ。

…………

60秒脳力アップ ㉓

クルミで記憶力を高める

クルミは栄養価が高く、脳を炎症から守る。

脳の健康のために、夢中《ゴー・ナッツ》になるべきナッツがある。それは、クルミだ。クルミは、脳の健康にさまざまなメリットをもたらす。まず、オメガ3脂肪酸が豊富なため、脳の材料となっている脂肪を保護し、脳の炎症を抑えるのに役立つ。

『Journal of Nutrition』誌に掲載された研究によれば、クルミに含まれるポリフェノールは、脳に悪影響をおよぼすフリーラジカルの働きを抑える抗酸化物質として作用する。ポリフェノールはまた、脳の炎症を減らし、脳細胞間の信号を円滑にし、脳・神経細胞の生成を促す。さらに、クルミに含まれるこれらの成分は有害な物質を封じ込めて脳を保護する働きをする。

『Journal of Alzheimer's Disease』誌に掲載された研究では、**毎日30～50グラムのクルミを食べることで、記憶力と学習能力が高まり、不安も減少する。また、アルツハイマー病の予防効果があることも示唆されている。**

生の無塩クルミがベスト

バナナブレッドやブラウニーに入っているクルミを食べるだけでは、脳の健康を保つために十分だとはいえない。また、スーパーのお菓子の材料コーナーに少量で袋詰めされて売られているクルミも好ましくはない。高温で加工されていたり、製造から長時間が経過したりすることが多いからだ。含まれる脂質が古くなったり、高温で加熱されたりしたクルミは苦みが増す。私のクライアントにも、この苦みを嫌う人が多い。だが健康食品店の冷蔵コーナーで売られている生の無塩クルミを薦めると、その味を気に入る。自然な状態のクルミは、栄養価が高く、しっとりとした豊かな風味がある。1日1つかみ程度の量をおやつ代わりに楽しんでもいい。サラダにまぶしたり、炒め物に添えることもできる。

クルミは脳の健康に良いだけではなく、心臓病の原因となる炎症を和らげるため、全身にさまざまなメリットが得られる。

60秒脳力アップ 24

ホウレンソウで脳の老化を予防する

ビタミンPが豊富なホウレンソウは、加齢に伴う脳の衰えを防ぐ。

人気のテレビアニメーション「ポパイ」を覚えているだろうか。ホウレンソウを食べると、たちまち筋肉がモリモリになる主人公ポパイの姿を思い出す人も多いはずだ。この漫画の作者は、ホウレンソウに素晴らしい栄養があることをよく知っていたに違いない。研究によれば、**ホウレンソウは筋肉の機能を高めるだけでなく、脳を健康にする効果がある。**

植物性の食物には、フラボノイド（ビタミンP）と呼ばれる4000種類以上もの天然成分が含まれており、これらにはすべて薬効がある（フラボノイドについての詳細は、チェリーと核のあるフルーツについて説明している、「60秒脳力アップ」の項目12と30を参照）。フラボノイドの一種であるポリフェノールは果物や野菜に多く含まれているが、特にホウレンソウには豊富だ。

ポリフェノールは酸化による損傷から脳を守る（具体的には、フリーラジカルが脳細胞や脳細胞間の空間を傷つけるのを防ぐ）。実験用のラットにブルーベリー、イチゴ、ホウレンソウの抽出物を8週間与えた研究によれば、これらのポリフェノールが豊富な食品には老化に伴う脳の衰えを防ぐ作用がみられた。別の研究によれば、フラボノイドはビタミンCと連動して、フリーラジカルから脳を守る抗酸化物質として作用する。

『Journal of Neuroscience』誌に掲載された研究によれば、中年のラットにホウレンソウ、イチゴ抽出物、ビタミンEを9カ月間与えたところ、**脳の2つの部分において神経細胞を老化による影響から保護するのにもっとも効果的だったのはホウレンソウだった。**

ホウレンソウ以外にもポリフェノールが豊富な葉物野菜があり、疾患から脳を守るための優れた食材になる。

ホウレンソウが苦手な人は特に、どうすればこれを食事に多くとりいれられるかと悩むかもしれない。だが安心して欲しい。ホウレンソウを美味しく食べるための方法はいくつもある。私の好きな調理方法を紹介しよう。

▩ホウレンソウやルッコラのサラダに、炒めたまたは生のマッシュルーム、ゆで卵、生のカシューナッツを加える。付録のレシピ集でも紹介する、美味しいサラダドレッシングで味付けをしよう。

■午前や午後にとるフルーツスムージーに、ホウレンソウや他の葉物野菜（スプリングミックスやケールなど）を加える。あまり味を変えることなく豊富な栄養素を追加できる。色はあまり美味しそうには見えないかもしれないが、果物の味が強いので葉物っぽさは隠せる。

■ニンニク少々を少量のオリーブオイルで熱したものに、ホウレンソウ、ケール、コラードグリーンを加えて軽く炒める。フライパンからとり出したら、新鮮なレモン汁を少し振りかけて食べる。葉物野菜の炒め物が苦手でも、この料理は気に入る人が多い。

ホウレンソウは目にもいい

ホウレンソウなどの葉物野菜は、ビタミンAも豊富だ。これは**目の健康や視力の維持に役立つ**。私のクライアントの多くも、葉物野菜を日常的に多くとることで夜間の視力が改善している。また葉物野菜には、αリポ酸も多く含まれている。**αリポ酸は、脳の健康維持や疲労回復に大きな効果がある**。αリポ酸は細胞のエネルギーセンターを保護し、最適なエネルギー生産を促す。葉物野菜を日常的に摂取すると、このαリポ酸の作用によって、活力が漲ってくるのを感じるはずだ。

60秒脳力アップ 25

オリーブオイルで脳卒中のリスクを下げる

オリーブとオリーブオイルは、オメガ9脂肪酸の大きなメリットを脳にもたらす。

オリーブが私たちにもたらすメリットは、その美味しさだけではない。オリーブは、身体に良い一価不飽和脂肪酸とビタミンEの優れた供給源だ。一価不飽和脂肪酸は、**脳細胞の外膜を維持し、身体の遺伝物質やエネルギー源になる細胞の部分（ミトコンドリア）を保護するうえで大きな役割を担っている。**

ビタミンEは、脳を構成する脂肪を抗酸化物質によって守り、損傷や炎症のリスクを低下させる。このビタミンは重要な脂溶性抗酸化物質でもあり、身体の脂肪が豊富な領域（脳や神経を保護する膜など）でフリーラジカルの有害な作用を抑える。脳の6割は脂肪でできているため、ビタミンEは脳の健康にとって極めて大きな働きをしていることになる。**ビタミンEは、他の種類の一価不飽和脂肪酸と同じく、細胞内のエネルギー生産センターであるミトコンドリアを保護し、細胞がさまざまな身体や脳の機能に十分なエネルギーを供給できるようにする。**

ビタミンEは、脳を疾患から守るだけではなく、強力な抗酸化物質として作用することで、有害物質による損傷を軽減する。また、結腸がんの予防にも役立つ。

オリーブは脳卒中の原因にもなり得る、コレステロールの酸化も抑制する。一価不飽和脂肪酸、ビタミンE、ポリフェノールによる抗炎症作用は、脳内の炎症リスクを軽減する。オリーブオイルは、脳にとって大切なオメガ9脂肪酸も豊富だ。

オリーブオイルからは、抽出元のオリーブと同じメリットが期待できる。ただし、オーガニックで、コールドプレス製法でつくられた、エクストラバージン・オリーブオイルのみを使用すること。このタイプのオリーブオイルは、オリーブと同じ有益な栄養素を保持しているし、脳に有害な殺虫剤が含まれていない。

オリーブオイルは煙が立たないように熱する

オリーブオイルを含むあらゆるタイプの油を調理する場合、油から煙が立たないようにすることが重要だ。煙が立つと、それは油の「発煙点」に達していることを意味している。発煙点は油の種類によって異なる。発煙点に達した油は、身体に悪影響をおよぼす。市販の植物油の大半は、製造過程において摂氏260度以上で加熱されているので、避けるべきだ。エクストラバージン・オリーブオイルは、低温で加工されることが多いため、低温での調理に適している例外的な油である。加熱したことで油から煙が立ったら、それを捨ててやり直すこと。**発煙点に達した油は熱によって良質の成分が破壊されているので、食べるとフリーラジカルや炎症プロセスによって脳細胞が傷つけられてしまう。**また、市販のオリーブには亜硫酸塩や他の化学防腐剤が添加されていることが多いので、これらが含まれていないものを買うようにしよう。

60秒脳力アップ 26 ローズマリーで集中力を高める

研究によれば、**ローズマリーは認知症の予防と治療に効果がある。**

ローズマリーには、肉料理の風味を豊かにしてくれること以外にも、さまざまなメリットがあることがわかっている。

私は家の玄関に置いた花瓶に、ローズマリーを生けている。枝を手にとって軽く揺すり、その香りを辺りに充満させることもしばしばだ。ローズマリーの正式名「Rosmarinus officinalis」は、その由来の地である地中海を連想させる「海のしずく」を意味している。このハーブは、故人を偲ぶ象徴としてさまざまな文化で用いられてきた。ローズマリーの枝が、棺や墓石に置かれることは多い。シェイクスピアの戯曲『ハムレット』でも、ヒロインのオフィーリアがハムレットに「私のことを覚えておいてほしい」とローズマリーを差し出すシーンがある。古代ギリシャでは、学生はローズマリーの枝を髪に挿して試験勉強をした。**ローズマリーに記憶力を高める効用がある**ことは、古くから知られていたのだ。

そのことは、最新の科学でも証明されている。**ローズマリーは脳への血流を増加させ、集中力を高める**。ポーランドのポズナン医科学大学の研究によれば、ローズマリーを日常的に食事で摂取するか自然薬として投与された動物は、**長期記憶**が向上していた。ローズマリーが、新規記憶の形成や筋肉活動の調整に関わる重要な脳内ホルモン「アセチルコリン」の分解を遅らせていたこともわかった。この研究は、ローズマリーが認知症の予防と治療に有益かもしれないと考察している。

他の研究によれば、ローズマリーには抗炎症作用があり、アテローム性動脈硬化症（脳卒中の原因にもなる慢性炎症状態）の自然治療薬として有望だという。この研究では、ローズマリーが天然の抗アテローム性動脈硬化症治療剤や機能性食品になる可能性があると考察している。

ローズマリーのいろいろな食べ方

この松に似たハーブは、デリケートな人間の脳を炎症から守る。細かく刻んだローズマリーを、パンやロールパン、焼き料理に加えよう。鶏肉、マトン、牛肉、オムレツ、トマトソースに加えても美味しい（ただし、赤身肉はとりすぎないようにしよう）。すりおろしてオリーブオイルに加え、バターの代わりにパンを浸して食べるのもいい。ローズマリーティーをつくることもできる。乾燥したローズマリーを小さじ2、あるいは生のローズマリーの小枝を10センチ程度に切って熱湯に10分間浸し、こしてから飲む。

毛髪にもやさしいローズマリー

ローズマリーは毛髪の成長も促す。『Phytotherapy Research』誌に掲載された研究によれば、ローズマリーの葉の抽出物を適用したところ、過剰なテストステロンの影響を受けて薄毛化した動物の体毛に再生効果が見られた。人間でも男女ともに、過剰なテストステロンが薄毛の原因となる場合がある。同研究では、この毛髪の再生効果は、ローズマリーの抽出物がテストステロンの活性型であるジヒドロテストステロンがアンドロゲン受容体に結合するのを防いでいるために生じているのではないかと考察している。また、**ロー**

ズマリーの有効成分であるカルノシン酸の標準抽出物を補給すると、「正常な」細胞ではなく、前立腺がん細胞を標的にできることも発見された。この研究は、ローズマリーの成分が天然のがん予防薬として有望であることを示している。

60秒脳力アップ 27

トマトで記憶力を高める

トマトに含まれるリコピンは**脳卒中のリスクを大幅に軽減する。**

パスタに入れるときくらいしかトマトを食べないという人は、レパートリーを広げてみよう。最新の研究によって、トマトの健康効果がますます報告されるようになっている。そのなかには、脳の健康も含まれる。

ケンタッキー大学が実施した、修道女を対象にした「ナン・スタディ」として知られる研究によれば、トマトの天然成分である**リコピンの摂取量が多くなるほど、被験者の身体能力が向上し、記憶力が鋭くなっていた。**

リコピンは、心臓病や脳卒中のリスクも減少させる。ある研究によれば、**トマトに含まれるリコピンを日常的に摂取すると心臓病のリスクが29%減少する。**トマトとトマト抽出物は総コレステロール、LDLコレステロール、トリグリセリドを低下させる。また、アテローム性動脈硬化症や脳卒中の危険因子である血液内での凝集（血小板凝集として知られる）を防ぐこともわかっている。『Harvard Health Letter』誌に掲載された研究によれば、トマトを多く含む食事は、その豊富なリコピン含有量のために、脳卒中の予防に役立つ。

トマトをもっと食べるべき理由はこれだけではない。リコピンは強力な抗酸化物質であり、脳に有害なフリーラジカルを破壊するのに役立つ。さらに、遺伝物質を損傷や疾患から守る。

加熱・生それぞれのメリットがあるトマト

トマトは美味しく、パスタ、サラダ、スープ、シチュー、ラップサンド、カレーなど、さまざまな料理に使える。

トマトの栄養を最大限に活かすためには、加熱して食べるべきだと主張する人もいる。たしかに、トマトに含まれるリコピンは加熱したときにもっとも吸収しやすくなるが、ビタミンCや酵素は生で食べたときにもっとも吸収しやすい。スープ、シチュー、カレーなどで加熱したトマトを、サラダ、サンドイッチ、サルサなどで生のトマトをそれぞれ楽しむようにしよう。また、黄色やオレンジのトマトに含まれるリコピンの方が、赤いトマトに含まれるものよりも吸収しやすいという研究結果もある。赤いトマトを避ける必要はないが、積極的にさまざまな色合いのトマトを食べてみることをおすすめする。

トマトには、ファイトケミカルであるベータカロチンやルテイン、ゼアキサンチンなどが豊富に含まれている。これらは、目の健康を保つために効果がある。また、リコピンはがんの予防効果を促進する。

60秒脳力アップ 28 ブドウで脳を活性化する

ブドウに含まれるレスベラトロールは**アルツハイマー病を防ぎ、脳細胞を損傷から守る**。紫色と赤色のブドウに含まれるレスベラトロールは、脳を保護する素晴らしい効果がある。ブドウを食べることで、ストレスや怪我、感染症を治癒するレスベラトロールの作用の恩恵を受けられる。

スイス、バーゼル大学のエジメン・サバスカンの研究によると、レスベラトロールは、アルツハイマー病や認知症との関連があるベータアミロイドプラークによる被害から脳細胞を保護する。レスベラトロールがフリーラジカルを退治するので、脳細胞でプラークが形成されるのを防げる。サバスカンは、レスベラトロールがアルツハイマー病の予防に役立つ可能性があると主張している。

レスベラトロールには、脳の健康を向上させる他の効果もある。**心臓や心臓血管を疾患から守るため、脳卒中の予防にも役立つと考えられている**。レスベラトロールを多く摂取すると脳への血流が増え、老化の影響を遅らせることができる。また、炎症の軽減効果もある。このように、レスベラトロールは脳の健康を保つ極めて大きな効果があるのだ。

ワインでブドウをとってはいけない

レスベラトロールは、赤色や紫色のブドウ、ブドウジュース、赤ワインに含まれる天然の成分で、脳に害を加える前のフリーラジカルを見つけ出して排除する、強力な抗酸化作用を持つ。レスベラトロールは、巷でよく耳にする、「赤ワインは脳にいい」という主張の裏付けになっている成分だ。だが、ワインに含まれるアルコールは脳細胞に悪影響をもたらす。脳の健康を改善するためのプログラムにとり組む人は、できればアルコール類を避けよう。どうしても飲みたいのなら、家族に脳疾患の病歴がない人に限り、適度にたしなむようにしよう。現在、何らかの脳疾患に罹患している人は、アルコールを避けるべきだ。**レスベラトロールを摂取したければ、紫色や赤色のブドウや紫色のブドウジュースをとろう。**

ブドウは葉物野菜のサラダにアクセントとして加えることができるし、油や酢を混ぜてサラダドレッシングにすることもできる。穀物料理や肉料理に加えるのもいいし、梅やリンゴと一緒に刻んで甘いチャツネをつくり、カレー料理や魚料理に付け合わせるのもいい。

ブルーベリーやラズベリーにも、レスベラトロールが低濃度で含まれている。レスベラトロールを多く摂取するには、サプリメントを利用するのが効果的だ。推奨されるレスベラトロールの分量は1日250mg程度だが、これだけの量を食事から得るのは極めて難しい。重度の脳疾患を患っている人は、1日500mgまで摂取量を増やすことで、レスベラトロールのメリットを高められる。その場合は当然、レスベラトロールに精通した医師から事前の確認を得ること。

レスベラトロールには、がん細胞の増殖を防ぎ、遺伝物質を損傷から守ることによって、がんの予防効果があることもわかっている。脳の健康のためにブドウを食べることは、がんの予防にもなる。

60秒脳力アップ 29 コーヒーブレイクで脳力を全開にする

コーヒーの常飲はアルツハイマー病のリスクを減らす。

コーヒーを飲むことに罪悪感を覚えているなら、その必要はない。『Journal of the American Medical Association』誌に掲載された研究によれば、**コーヒーの日常的な摂取はパーキンソン病の発症リスクを低下させる。**さらに、フロリダ州で実施された研究によれば、毎日3杯のコーヒーを飲む女性はアルツハイマー病のリスクが低下していた。

なぜ、コーヒーは脳の疾患を予防するのだろうか？　ある動物実験によれば、カフェインの摂取と適量の水泳を組み合わせることで、動物の体内での炎症に減少が見られた。「カフェインには炎症を軽減する作用がある」という仮説を支持する研究は、他にもいくつもある。イリノイ大学の研究によれば、**カフェインには脳疾患と関連する脳の炎症を防ぐ可能性がある。**

脳が認めるコーヒーの飲み方

コーヒーは大勢の人が飲んでいる。だが、誰もがコーヒーを飲んでいいわけではない。**妊娠中や乳幼児の育児中は、コーヒー（およびカフェイン全般）を避けるべきだ。**妊娠中のカフェイン摂取の是非に関しては、専門家のあいだでも意見が割れている。それでも、妊娠中にはコーヒーを飲まないのが賢明だ。ある研究によれば、妊娠中にカフェインを摂取していた母親から生まれた子供には、低出生体重などの成長障害の兆候が見られた。

糖尿病のリスクがある女性も、コーヒーを避けた方がいい。カフェインが人に与える影響についての興味深い研究結果がある。カフェインの摂取量が多い場合の糖尿病リスクは、男性では低下するが、女性では増加するのだ。

コーヒーの適量やカフェインへの耐性は、人によって違う。ある人には適量でも、別の人には神経が高ぶる、手が震える、夜に寝付けないなどの悪影響が出ることもある。個人差が生じる要因には、その人のカフェインの代謝速度がどれくらいか（どれくらいカフェインが体内に留まるか）、カフェインの代謝速度を遅らせる薬を服用しているかどうか（たとえば避妊薬を服用している場合は2倍になる）、神経系疾患や不眠症を患っているかどうかなどがある。自分の身体の声に耳を傾け、よく眠れない、不安や苛立ちを感じるなどの症状があれば、カフェインの摂取量を減らそう。

平均的なアメリカ人の1日あたりのカフェイン摂取量は約300mgで、多くの医師もこれを適量だと推奨している。これを超えると、過剰になる。コーヒーや茶によって、カフェインの含有量は異なる。たとえばスターバックスのコーヒーは1オンス（約29ml）あたり20mg程度とカフェイン含有率が他社に比べて高く、16オンス（約473ml）のコーヒー1杯のカフェイン量は320mgになり、1日の適量を超えてしまう。また、「デカフェ」のコーヒーにはカフェインが含まれていないと思われがちだが、そうではない。デカフェのコーヒーではカフェインの大半が加工によってとり除かれているが、それでもカフェインは含まれている。

コーヒーには健康に良い抗酸化物質が詰め込まれているが、飲む際にさまざまなものが加えられることが多く、その効果が薄れてしまっている。同じことは、紅茶にも当てはまる。コーヒーを飲む習慣を身体と環境にとって健康なものにするための8つの方法を紹介しよう。

1．オーガニックのコーヒーや紅茶を選ぶ――原産国によっては農薬（北米では禁止されているものを含む）が大量に散布されているケースがあるため、できるだけオーガニックのものを選ぼう。

2. フェアトレードのものを選ぶ——コーヒーはビッグビジネスであり、国連によればその国際的な取引額はあらゆる品物のうち石油に次いで2番目に大きい。そのため一部の国では、コーヒーの栽培や収穫に携わる労働者は児童労働を含むさまざまな搾取的な労働条件にさらされている。

3. 砂糖を入れない——砂糖は入れないようにする。どうしても入れたいのなら、白砂糖や黒砂糖よりも糖分の含有量が少ない甘味料を選択しよう（たとえば、オーガニックのココナッツシュガーの場合は白砂糖の約4分の3）。小さな差だが、何も努力をしなくても糖質の摂取量を25％も減らせる。これは長い目で見ると大きな違いになる。また、ココナッツシュガーにはクロムなどの天然のミネラルが含まれており、身体の糖代謝を促す。糖質を含まない天然ハーブのステビアを使うのは、脳の健康にとってさらに好ましい（ステビアの詳細については、54ページの「60秒脳力アップ」の項目1を参照）。

4. フレーバーシロップを避ける——フレーバーシロップの多くは肥満の原因になる異性化糖でつくられており、ソルビン酸カリウムや安息香酸ナトリウムなどの人工の香味料や防腐剤が含まれている。ソルビン酸カリウムは、遺伝物質を傷つけ、病気の原因になる突然変異を引き起こす可能性がある。安息香酸ナトリウムは体内で発がん性ベンゼンに変化する。

5. 無糖シロップや人工甘味料にサヨナラする——無糖シロップや人工甘味料（スプレンダ、スイートンロー、アミノスイートなど）には、防腐剤や保存料が含まれている。デューク大学の研究によれば、スプレンダ（人工甘味料のスクラロース）は、「減量に役立つ砂糖の代用品」という謳い文句とは裏腹に、体重を増やし、脂肪細胞に吸収され、腸に良い働きをする腸内細菌叢を半減させる（これは脳の疾患を含む、炎症性の疾患の原因になる）。スイートンロー（人工甘味料のサッカリン）は、呼吸困難、頭痛、皮膚発疹、下痢の原因になるコールタール誘導体だ。アミノスイート（人工甘味料のアスパルテーム）は、脳腫瘍、抑うつ、頭痛、片頭痛、関節痛、慢性疲労などさまざまな疾患を招く。

6. ホイップクリームを使わない——コーヒー1杯に使われるホイップクリームは、約100キロカロリーだ。1日1杯コーヒーを飲む人は、ホイップクリームを入れることで、年間3万6500キロカロリーの余分なカロリーを摂取していることになる。乳製品が脳や健康におよぼす悪影響については前述した通りだ。

7. 牛乳の代用品になるものを選ぶ——コーヒーにミルクを入れたい人は、牛乳ではなく、できればアーモンドミルクやライスミルク、オーガニック（遺伝子組み換えされた大豆を避けるため）の豆乳などを選ぼう。前述したように、牛乳にはさまざまな健康上のリスクがある。

8. コーヒーフレッシュは絶対に使わない――コーヒーフレッシュの原料であるコーンシロップ固形物はたいてい遺伝子組み換えされたトウモロコシからつくられ、脳に有害なトランス脂肪酸を含有している。コーヒーフレッシュに含まれているトランス脂肪酸の量はわずかであるため、メーカーにはそれを報告する義務はない。だが、毎日コーヒーフレッシュを何回も使う人にとっては、その蓄積量はかなりのものになってしまう。

コーヒーの摂取はがんの予防になる。ある研究によれば、コーヒーを毎日4杯飲む女性は子宮内膜がんが25％減少した。別の研究によれば、カフェインを投与したマウスは紫外線照射後の皮膚がんの発生率が27％減少し、カフェインと運動を組み合わせることでマウスの腫瘍が62％縮小した。研究者は、これらの効果は人間にも当てはまると考察している。

....

60秒脳力アップ 30

桃・チェリーを食べて脳に必要な栄養素をとる

アプリコット、桃、チェリー、プラムは、脳を保護する。

脳の健康のために、「ピットイン」をしよう——そう、核《ピット》のある果物は、脳に効くのだ。中心に核のある果物（アプリコット、桃、チェリー、プラムなど）は、脳の保護と治癒に効果的な栄養素フラボノイドの濃度が極めて高い。

青、赤、紫の果物には、プロアントシアニジンと呼ばれる特殊なフラボノイドが含まれている。プロアントシアニジンは、フリーラジカルによる悪影響から、脳を構成する体液や脂肪を保護するため、脳疾患の予防効果が高い。なかでもプラムとチェリーは、この抗酸化物質の濃度が極めて高い（チェリーについては、１０３ページの「60秒脳力アップ」の項目12を参照）。

毎日核を含む果物を１個以上食べよう。新鮮なアプリコットや桃、チェリー、プラムだけではなく、核のある果物（アプリコット、プルーン、チェリー、桃など）からつくったドライフルーツにも、多くのフラボノイドが含まれている。ドライフルーツには、亜硫酸塩が添加されていたり、砂糖がまぶしてあったりするものが多いので、これらが使われていないことを確認しよう。無添加のタイプのものは、化学的に加工されたものよりも茶色いものが多いが、気にする必要はない。栄養的にも、脳への影響も、こちらの方が優れている。

桃・アプリコットで免疫力を高める

プラム、プルーン、チェリーなどのプロアントシアニジンに富んだ果物は、炎症や疾病から脳を保護することに加えて、老化や炎症に伴う悪影響の抑制や、減量にも効果がある。これらは抗アレルギー効果を持つタンパク質も含んでいるので、アレルギーも改善しやすい。**桃やアプリコットには、免疫力や視力をアップさせるαカロチンやβカロチンが多く含まれている。**

…………

60秒脳力アップ 31 タマネギとニンニクで高血圧をおさえる

タマネギとニンニクに含まれる天然物質は、**脳疾患の原因になるプラークの悪影響から脳を守る。**

アメリカの18代大統領ユリシーズ・グラントは、「タマネギなしでは軍隊は動かせない」と言った。グラント将軍は、タマネギの強力な薬効を理解していたに違いない。タマネギの日常的な摂取（週に2回以上が目安）には、**脳卒中の原因となる高コレステロール値**

や高血圧を低下させる作用がある。

タマネギに含まれる硫黄化合物やビタミンB_6、ミネラルの「クロム」などは、**脳卒中や炎症の危険因子となるホモシステインのレベルを低下させる。**肝臓が炎症の副産物や脳に悪影響をおよぼす環境・食物由来の毒素を排除するには、硫黄化合物が必要だ。タマネギにはビタミンCやケルセチン、炎症の緩和に役立つファイトケミカルのチオシアネートも含まれている。

脳の健康に良い硫黄が豊富な食品はタマネギ以外にもある。強い香りと味わいだけではなく、優れた薬効もあるニンニクは、脳を強化するための食品として最適だ。ニンニクほど、魔法の力を持つ天然薬としての古い歴史を持つ食べ物もない。ニンニクは1万年前の人々が暮らしていた洞窟でも発見されているし、紀元前3000年代に古代シュメール人がつくった土器にもニンニクの刻印が施されている。『Journal of Ethnopharmacology』誌に掲載された研究によれば、熟成ニンニク抽出液のサプリメントには、脳の炎症とアルツハイマー病の原因となるアミロイド斑を減らす効果がある。『Phytotherapy Research』誌に掲載された研究によれば、**熟成ニンニク抽出液は動物の記憶力と記憶力タスクの悪化を防止する効果があった。**

タマネギとニンニクには、リポキシゲナーゼとシクロオキシゲナーゼ（炎症物質を生成する酵素）を抑止し、炎症を抑制する化合物が含まれている。

ニンニクはコレステロール値を下げる

ニンニクやタマネギほど、どんな料理にも合う食材はない。火を通すと味と香りが柔らかくなる。スープやシチュー、炒め物、カレー、ソース、パスタには、生でも炒めたものでも使える。ヨーロッパやアジアの多くの料理では不可欠で、北米でも人気がある。ニンニク専門のレストランや食料品店が多いことが、この食材がいかに幅広い料理で重宝されているかを物語っている。熟成ニンニク抽出液でニンニクをサプリメントとしてとることもできる。パッケージの指示に従って服用すること。

ニンニクとタマネギにはコレステロール値を調節し、心臓病のリスクを軽減する働きもある。また、風邪やインフルエンザを予防する強力な抗菌剤としての作用もある。

Chapter 5

脳を60秒で最高の状態にする習慣12

この第3週では、記憶力と脳の健康を高めるための最良の方法を紹介する。これからの人生で健康な脳を保ち続けるための生活習慣の改善方法を、ぜひ毎日の暮らしのなかにとりいれてほしい。簡単にとりいれることができ、効果は何年も持続するものばかりだ。2章でも運動のメリットを紹介したが、この章では他のさまざまな脳力アップの方法を学んでいく。3週目は、この章の12のアドバイスのなかから2つ以上を生活にとりいれること。もちろん、もっと多くのアドバイスをとりいれてもいい（多ければ多いほど効果がある）。これらの方法を実践するのが、思っているほど難しくないことがすぐにわかるはずだ。

60秒脳力アップ 32

1日8時間以上の睡眠でスーパーブレインをつくる

眠るだけで、脳は健康になる。これは、眠ることが好きな人にとっては嬉しいニュースだ。ノートルダム大学とボストン大学による最新の研究によれば、**1日8時間以上の睡眠を取ることは、創造的な思考に役立つ**。睡眠が多い人は、記憶した情報をうまく整理・再構成して、新しく創造的なアイデアを生み出すのだ。こうした研究から、睡眠には、記憶した情報を後でとり出しやすい形で脳内に整理する作用があると考えられている。

睡眠が不足していると、記憶力は低下する。『The Promise of Sleep』の著者である睡眠の専門家ウィリアム・C・デメントによれば、健康のためには毎晩7～8時間以上の睡眠が必要であり、睡眠時間が不足すると、寝不足の悪影響がさまざまな形で身体に蓄積する「睡眠負債」と呼ばれる状態に陥る。毎日の睡眠が不足し、銀行口座から毎日預金が引き出され続けるような状況だ。この睡眠の負債がもたらす悪影響は、すぐに補ってやらないと雪だるま式にどんどん増えていってしまう。

「うまく寝付けない」「夜中に目が覚める」といった症状で悩んでいる人が、睡眠のメリットを最大限に享受できるようにするための方法を紹介しよう。

■**夕食は就寝3時間前に済ませておく**（食事後の消化不良、胃の膨満感、胸焼けなどは睡眠の妨げになる）。寝付きの悪い人は、午後3時以降はカフェインを摂らないこと。

■**就寝前に神経を落ち着かせる儀式をルーチン化する**。「照明を薄暗くする」「風呂に入る」「リラックスできる何かをする」などを習慣にすると、このルーチンをはじめると身体は自然に睡眠の準備をしようとするようになる。これを続けていくと、眠りに落ちるのが簡単になる。

■就寝前は、テレビやスマートフォン、コンピューターなど、睡眠の妨げになるブルーライトが使われている**電化製品は避ける**。照明が必要なときは、睡眠に悪影響をおよぼさないように、ブルーライトをカットしたものを選ぼう。

■毎晩同じ時間に就寝すること。慣れると、その時間になると自然と眠たくなる。

■『Life's a Smelling Success』の著者である医師のアラン・ハーシュによれば、天然のラベンダーの香りを嗅ぐとごく短時間で神経が落ち着き、リラックスして眠くなる。寝る前に、ラベンダーのエッセンシャルオイルやラベンダーの花の匂いを嗅いだり、枕にラベンダーウォーター（エッセンシャルオイルだと染みになる）をスプレーしたりするとよい。オーガニックのラベンダーオイルを使うこと。人工の香料は、身体に悪影響をおよぼすことがある。

よく眠る人はよく痩せる

十分な睡眠は、減量に効果がある。これは睡眠不足の人には、①甘い食べ物への欲求が高まる。②大量に食事をしても、満腹感を覚えにくい。③過食をしがち。④筋肉量が減りやすい。⑤運動量が減る。⑥糖質が燃焼しにくくなる。という減量を妨げる6つの要素があるからだと考えられている。睡眠時間を十分にとることは、適切な体重を維持し、健康を保つためのとても簡単な方法だ。睡眠不足が脂肪の燃焼速度を遅くすることを示す研究もある。シカゴ大学の研究によれば、**十分な睡眠をとっている女性はそうでない女性よりも代謝率が速く、食べる量も15％少なかった。**つまり、「睡眠の量を増やしたら、脳の調子が良くなり、余分な脂肪まで落ちた」という人がいても、それは驚くにあたらないことなのだ。

60秒脳力アップ 33

新しいことを学んで記憶力を高める

難しく、頭を使う何かに挑戦することで、**脳細胞のつながりが増え、記憶力が向上する。**

研究は、筋肉が使わなければ衰えるのと同様に、脳が最適なパフォーマンスを得るためには難しい何かに日常的にとり組み続ける必要があることを示している。脳細胞にあるワイヤー状の構造体「軸索」は、脳細胞間でのコミュニケーションに必要な神経伝達物質と呼ばれるホルモンを放出する。神経伝達物質の機能は、脳細胞がどのようなタイプのメッセージを送信しようとしているかによって異なる。たとえば、身体機能を開始する神経伝達物質もあれば、同じ機能を停止させる神経伝達物質もある。

神経伝達物質は、こうしたメッセージを別の脳細胞に届けるために、脳細胞同士を結びつけているシナプスを経由して移動する。シナプスは、環境からのフィードバックの結果に応じて絶えず変化している。学習によって強くなるシナプスもあれば、使用されずに弱まり、消えていくシナプスもある。脳は、シナプスの使用頻度に基づいて、どれが必要で、どれが不要かを認識する。そして、一定期間使われていないシナプスの接合を解除する。

脳はその奇跡的な能力によって、シナプスの接続を常に微調整している。それを説明するために、外国語の学習を例にとろう。あなたは学校で、外国語を学んだだろうか（私の場合はフランス語だった）。新しい言語を学びはじめると、脳はそのために必要なあらゆる種類のシナプスを用意する。だが、しばらくその外国語に触れていないと、シナプスが解除され、学習したことを徐々に忘れていく。もちろん、忘れてしまうからといって、外国語や他のスキルを学ぶ価値がまったくないというわけではない。だが、何かを学ぶのなら、持続的にとり組んだ方が効率的だし簡単なのだ。

『Medical News Today』に掲載された研究によれば、実験対象の動物を**「刺激の多い環境」に置くだけで、脳のシナプスの接続数が25%増加した**。この実験を主導したウィリアム・グリノーは「思考であれ運動であれ、頭をよく使うような環境にいるほど、脳の能力は高まる」と述べている。この研究は、新しい知的な挑戦にとり組むとき、私たちは単に知的になるだけではなく、脳そのものが実際に成長することを示している（サイズではなく、相互につながる、という意味で）。それによって、その後の脳の働きにも良い影響が生じる。

高学歴の人はアルツハイマー病にかかりにくいことを示す研究結果は多く存在する。だが、学歴があることは、脳の健康状態が良いことの保証にはならない。大学を出ていても、あまり頭を使わない生活をしている人は、大学は出ていないが日常的に知的な活動にとり組んでいる人よりも脳のシナプス数が少ない。大学の学位があるからといって、脳疾患や記憶力低下を防げるわけではない。そしてもちろん、何かを学び続けようとすることに、学歴など無関係だ。大切なのは、絶えず新しい何かを学び続けることだ。人間の脳は死ぬまで何かを学び続けるようにできている。**脳の健康を保つためには、何かを学び続けることが不可欠なのだ。**つまり私たちは、頭をフル回転させなければならないような、知的な何かに挑戦し続けるべきなのだ。

かつて学んだ外国語を復習する

そのためにうってつけなのが、以前に勉強したことのある外国語にもう一度挑戦してみることだ。ロトマン研究所の研究によると、アルツハイマー病を患った人のなかで、2カ国語を話す人は、1カ国語しか話さない人に比べて、その症状の発症が5年遅かった。外国語で思考するとき、普段は使うことのない脳のつながりが強化されるのだ。

『Neurology』誌に掲載された研究によれば、**アルツハイマー病を発症した人は、発症していない人に比べ、あまり頭を使わずに済む仕事に従事する割合が高かった。**また、知的な要求の高い職種は認知機能を強化し、認知症を予防するのに役立つこともわかっている。

古い外国語の教科書をとりだして勉強を再開する、興味のあるテーマの講座に申し込む、友人をチェスに誘う、仕事でもっと頭を使ってみる。知的な何かに挑戦することは、精神的に良いだけでなく、脳の健康にも大きなメリットがある。その気になればどんなことでも学びはじめられる。知的な目標を立て、達成に向けて今日からとり組みはじめよう。

習い事をはじめると、新たな出会いの機会が増える。多くの研究によって、豊かな人間関係によって支えられることで、全般的な健康や幸福感が高まることがわかっている。

60秒能力アップ 34

天然の抗菌物質でピロリ菌に打ち勝つ

脳を傷つけるピロリ菌を天然の抗菌物質で退治する。

脳の健康や記憶力、認知機能と聞いて、感染症を思い浮かべる人はほとんどいないだろう。逆に、感染性細菌のピロリ菌と聞けば、潰瘍を思い浮かべる人がほとんどだろう。しかし近年の研究によって、この強力な細菌が、認知機能の低下や認知症、さらにはアルツハイマー病と関連があることがわかるようになってきた。

『ヘリコバクター』誌に掲載された研究によれば、ピロリ菌は体内での低レベルの炎症を引き起こす。これは、脳疾患を含むさまざまな病気の原因になる。この研究によれば、ピロリ菌は体内の分子の機能を模倣し、神経伝達物質（セロトニン、ドーパミン、アセチルコリンなど）などの生産に必要な栄養素（特にビタミンB12）の吸収を阻害する。同研究は、ビタミンB12の不足を、アルツハイマー病や認知症のリスク増加に結びつけている。また、ビタミンB12の不足は、抑うつや記憶力低下にもつながる。

ピロリ菌検査を受けてみる

ピロリ菌に感染しているかどうかを調べるには、病院での検査が必要だ。ウレアブレステスト（尿素呼気試験）では、胃や十二指腸がピロリ菌に感染しているかどうかを判定できる。血液抗体検査では、免疫系がピロリ菌と戦うために物質（抗体）をつくったことがあるかどうかを調べ、感染の有無を判定する。便中抗原検査も、ピロリ菌感染の履歴を検出するための検査で、腸内にピロリ菌との遭遇を示す免疫物質があるかどうかを判断する。医師の診断に基づき、適切な検査を受けよう。

医師にピロリ菌に感染していると診断された場合は、直ちに対処すべきだ。ピロリ菌の感染は、市販の非ステロイド性抗炎症薬（NSAID）の過剰服用と関連していることが多い。そのため、まずはこれらの薬剤の使用をやめることがピロリ菌対策の第一歩だ。それによってピロリ菌が死滅するわけではないが、腸の内壁の損傷を食い止める効果がある。腸の内壁が傷つくと、そこから細菌が血液に入り込み、身体の栄養吸収システムが乗っ取られてしまう。

次に、感染を治療するためには、効果が証明された天然の医薬品を使用することが重要だ。医師からは抗生物質を処方されることが多いが、ピロリ菌は抗生物質への耐性を増しているため、除菌の効果には限りがある。

プロバイオティクス（善玉菌）は、ピロリ菌の駆除に期待が持てるものもあるが、大半は効果がない。そのため、有効なものを慎重に選ぶことが大切だ。ロシアでの研究によれば、プロバイオティクスであるビフィズス菌を標準的なピロリ菌の薬物治療と併用すると、治療効果が高まり、副作用も減らせる。この研究では、ビフィズス菌には抗菌作用だけではなく、ピロリ菌に対する免疫反応そのものを強化する働きがあることがわかった。この実験ではビフィズス菌は薬による治療の補助剤として用いられたが、単体で用いた場合にもピロリ菌の除菌効果はある。

ピロリ菌の正しい除去法

単体でのピロリ菌の治療実績が証明されているプロバイオティクスは、ビフィズス菌以外にもある。乳酸菌を単体またはビフィズス菌やサッカロミケス菌と併用することで、ピロリ菌感染症の症状を軽減できることもわかっている。抗生物質での治療にとり組んでいる人は、これらの菌類を併用することで、さらなる効果が見込める。

これらの抗生物質やプロバイオティクスを他の治療法と併用することでも、ピロリ菌の除菌効果を高められる。たとえばクランベリージュースに含まれる天然の成分は、ピロリ菌の除菌に有効だ。チリ大学の研究によれば、**クランベリージュースとプロバイオティクス「LC1乳酸菌」を併用することで、ピロリ菌感染の治療効果が高まる**。この本の執筆時点では、クランベリージュースと組み合わせることでピロリ菌の除菌効果が高まるプロバイオティクスには、LC1乳酸菌、ラクトバチルス・ロイテリ菌、サッカロミケス・ブラウディ菌などがある。無糖のクランベリージュースを毎日200～250cc程度、1カ月間以上飲むとよい。クランベリージュースと水を1対1の割合で薄めることが望ましい。必ず毎日飲むこと。1日でも飲まない日があった場合は最初からやり直しをしないと効果が薄れてしまう。

オレガノ油も、それ自体でピロリ菌感染の治癒に効果があるが、相乗効果が高いため、他の抗菌薬と併用するとさらに有効だ。オレガノ油と天然の無糖クランベリージュースを毎日服用すると、ピロリ菌の除菌効果が高まる。オレガノ油のサプリメントは、製品によって質と効果に幅がある。ノースアメリカン・ハーブ＆スパイス社が提供している「ワイルド・オレガノオイル」のような、純粋度の高い、高品質の製品を選ぶようにしよう。これは、こうした自然療法に精通した医師を通して、滴剤やゲルカプセルの形で入手できる。同社はまた、天然のオレガノ油も販売している。ゲルカプセル２錠を、１日３回、１カ月間以上服用するとよい。

『World Journal of Gastroenterology』誌に掲載された研究によれば、実験対象となった25種類の薬のうち、ピロリ菌感染に対するもっとも効果的な自然薬はターメリックであった。ピロリ菌の除菌に効果があるクルクミンに加えて、ターメリックのサプリメントをとるようにしよう。

前述したプロバイオティクス、無糖クランベリージュース、オレガノ油、ターメリックはどれも、ピロリ菌だけではなく、他のさまざまな感染症に対する治癒効果がある。このため、これらを積極的にとることで、感染症に対する全般的な免疫力を高められる。

60秒脳力アップ 35

いつもとは違うことをして、脳細胞のつながりを増やす

新しい何かに挑戦することで、脳細胞のつながりが強化され、記憶力が高まる。

人間は習慣に依存する生き物だ。いつも同じ道を通って職場や学校に向かい、同じ食材を使ったものばかりを食べ、毎週同じテレビ番組を観て、同じ日用品を使い、同じ店で買い物をし、同じ喫茶店やレストランに行く。

新しいことをはじめたり、いつもとは違う道を通って帰宅したりするだけで、脳細胞間のつながりが強化される。バンジージャンプやロッククライミングなど、極端な何かに挑戦する必要はない。初めての料理をつくってみる、初対面の人と話をする、美術館に行く、習い事をはじめるなどの**小さな変化を起こすだけで、脳に新しい回路が生まれ、記憶力が改善する。**

いつもと違う道を通ったり、新しいレストランを試したりするのは、たいしたことではないと思うかもしれない。だが、脳にとってはこれは大きな問題だ。いつもの自動操縦を

止めて、新しい何かに対処しなければならなくなるからだ。毎日していることを、「いつもとは違う方法でできないか」と考えることを習慣にしてみよう。見知らぬ人と話をする、景色の良い道を通って帰るといった単純なことが、脳の健康にとって大いに役立つ。

新しい挑戦は、脳の健康に良いだけではなく、お気に入りの食べ物を見つけたり、友達を増やしたりするきっかけになる。生活に変化をとりいれることは、健康だけではなく、新しい自分を発見し、視野を広げることに役立つのだ。

…………

60秒脳力アップ 36 ストレスの芽を摘んで脳のコンディションを守る

ストレスを和らげる8つのシンプルな方法を実践して、脳の健康を保つ。

ストレスが慢性化すると、脳のエネルギーが激減し、記憶力が低下する。ストレスは副腎（腎臓の上に位置する三角形の内分泌器）に信号を送り、強力なホルモンを放出させる。これらのホルモンは、脳がグルコース（ブドウ糖）を利用する能力を低下させる。ストレスが慢性化すると、このホルモンの放出も常態化し、脳に十分なエネルギーが行き渡らなくなってしまう。その結果、記憶力低下や記憶障害が起こる。ストレスが長期化すると、ストレスホルモンは脳細胞間の結合を切断することがあり、その結合で記憶されていた情報は失われてしまう。ストレスマネジメントは脳の健康を保つために極めて重要だ。

ストレスをコントロールする方法はたくさんある。誰もがある程度のストレスを抱えている。ストレスを完全に消し去ることではなく、それにどう対処するかが、身体と脳への影響を決める。強いストレスを感じている人は、自分がストレスにどう対処しているかを意識していないことが多い。仕事やプライベートの予定でスケジュールをびっしりと埋め、それをジャグリングのようにうまく管理していると思っている。だが実際には、時間に追われることで膨大な労力を奪われているのだ。

私たちは、生きるためには常に忙しく働き、誰かと会っていなければならないと考えがちだ。だが脳は、もっとゆっくりとしたペースで生きることを求めている。ストレスに対処するためには、速度を落とすべきときもある。「あれもこれも」と考えるのではなく、もっとリラックスすることに意識を向けるのだ。

その実践の簡単な方法は、「何もしない時間」をつくることだ。その時間は、仕事もしないし、誰とも会わないし、テレビも観ない（テレビを観ることは、脳を完全に休めることにはならない）。「忙しくて、そんな時間をつくる余裕はない」と思った人こそ、ペースを落とすべきだ。ちょっとした休憩もとれないといった状況では、ストレスはさらに強まってしまう。

私たちは忙しさにかまけて、健康の問題を後回しにしてしまいがちだ。だがそのような生活を続けることの意味を、よく考えるべきだ。今日から簡単にはじめられる、脳を健康にする8つの方法を紹介する。ぜひこれらをとりいれてみてほしい。

脳に悪いストレスから身を守る8つの方法

1. 食事を抜かない――忙しいときに食事を抜くと、血糖値が不安定になる。脳を最適な状態に保つには、安定したエネルギー供給が必要だ。食事をとる時間がなければ、無塩のカボチャの種子やクルミ、アーモンドを2~3時間ごとにつまんで、血糖値や脳へのエネルギー供給を安定させよう。

2. 水をたくさん飲む――脳細胞や神経細胞が適切に機能したり、情報伝達に使う電気的刺激を送信したりするためには、十分な水が必要だ。1日をつうじて、たっぷりの水を飲むこと。

3. ビタミンB、Cを十分にとる――ビタミンBとビタミンCは、ストレスによって枯渇する。ビタミンBは体内のエネルギー生産で不可欠であり、ビタミンCはストレスによってもっとも激しく減少する栄養素だ。

4. 意識的に休養をとる——風呂に入る、昼寝をする、照明を消してロウソクの光で夜を過ごす、早めにベッドに入るなど、リラックスして英気を養うための時間を意識的につくろう。天然のラベンダーエッセンシャルオイルには、緊張を和らげ、リラクゼーションを促す効果がある。

5. ストレスを感じる相手とは距離を置く——心の声に従い、ストレスの原因になっている相手とはできるだけかかわらないようにしよう。我慢をする必要はない。

6. 浪費をしない——経済的なストレスは健康や人間関係、さらには新しい研究によれば、IQにも悪影響を生じさせる。無駄遣いを減らすために、クレジットカードを財布のなかに入れないようにしよう。

7. 新鮮な空気を吸う——屋外に出て新鮮な空気を吸うだけで、わずか1分以内にストレスホルモンのレベルを下げることができる。

8. 瞑想する——瞑想のストレス解消効果については、183ページの「60秒脳力アップ」の項目39を参照すること。

ストレスは、慢性・急性の疾患を悪化させる。ストレスレベルを下げれば、さまざまな健康上のリスクを減らせる。

60秒脳力アップ 37 第2の脳である腸の環境をととのえる

「第2の脳」である腸に良性の微生物を増やすことで、脳疾患のリスクを減らせる。

科学者が「第2の脳」と呼ぶ**腸内フローラが健康なバランスを保っているかどうかは、記憶力の優秀さや脳疾患への抵抗力の強さを判断する指針になる。**腸の状態は、脳の健康に大きく影響する。腸内の細菌の状態を良くすることは、脳の健康や、脳疾患の予防にとって大きな効果がある。

「腸と脳の健康状態（「脳腸相関」として知られる）は深く結びついている」と聞いて、「ヨーグルトを常食しているから大丈夫」と言う人がいる。だが、腸内フローラの状態を高め、脳を健康にするために摂取すべきものはヨーグルトの他にもたくさんある。腸の微生物と脳の健康に関する興味深い研究例を紹介しよう。

一部のプロバイオティクスは、体内で抗酸化物質として機能し、フリーラジカルによるダメージや老化の影響を軽減できる。これは脳疾患の予防や治療を望んでいる人にとっては嬉しい情報だ。脳は6割が脂肪から成っており、フリーラジカルによる損傷に脆弱だからだ。プロバイオティクスは脳の脂肪部分を損傷から守るため、アルツハイマー病、パーキンソン病、認知症などの重篤な脳疾患の予防に効果的だ。

スウェーデンでの研究によれば、プロバイオティクス「ラクトバチルス・プランタルム」を投与したところ、脳・神経疾患患者の脳内に多く存在するフリーラジカルが原因で生じた化学物質が37％減少した。ＵＣＬＡでの最近の研究によれば、**ある種のプロバイオティクスを摂取することで、知覚面や感情面などでの脳の健康状態が改善された。**

脳は不安や抑うつなどの精神の疾患と深く結びついている。だからこそ、プロバイオティクスがこれらの精神疾患におよぼす影響を調べた最先端の研究に注目することが大きな意味を持つ。慢性的な胃腸障害や、行動変容、不安や抑うつに関連づける研究もある。カナダのマクマスター大学医学部による研究では、プロバイオティクス「ビフィドバクテリウム・ロンガム」を投与した動物の不安が解消され、行動が正常化した。これは、迷走神経を介して中枢神経系につながる腸管神経の興奮を抑える作用があるためだと考察されている。

ハンガリーでの研究によれば、腸の炎症は抑うつの大きな要因であり、プロバイオティクスを用いた治療（ビタミンB群の摂取量増加と、オメガ6脂肪酸の摂取量削減との併用）によって、抑うつの症状が低下した。（これらのサプリメントや食品の詳細は、「60秒能力アップ」項目22〈133ページ〉を参照）。

フランスでの研究によれば、特定のプロバイオティクスには気分や精神面の健康を改善する作用がある。ラクトバチルス・ヘルベティカス菌やビフィドバクテリウム・ロンゲムを30日間摂取した健常な被験者は、精神的ストレス、抑うつ、不安、怒り、敵意が低減し、問題解決能力が向上した（プロバイオティクスに興味がある人は、私の著書『The Probiotic Promise』をおすすめする）。

サプリメントで腸をととのえる

ヨーグルトを常食している人は、もちろんその習慣を続けてもかまわない。だが、前述したプロバイオティクスは、私の調べた範囲では、ヨーグルトには含まれていない。**ラクトバチルス・プランタルム、ビフィドバクテリウム・ロンガム、ラクトバチルス・ヘルベティカスなどの脳力アップの有効性が裏付けられたプロバイオティクスのサプリメントを日常的に摂取するようにしよう**。プロバイオティクスは冷蔵庫で保存し、空腹時に服用すること（朝一番で水と一緒にとると効果的だ）。

また、韓国の国民的な料理であるキムチ（白菜、唐辛子、ニンニクなどを材料にした発酵食品）には、ラクトバチルス・プランタルムをはじめとする脳に有益なプロバイオティクスが多く含まれている。キムチは、サンドイッチの材料にしたり、玄米と一緒に食べたり、副菜にしたりできる。購入する際は、低温殺菌されていないキムチを選ぼう。

キムチは、優れた天然の抗ウイルス薬だ。ジョージア州立大学生物学部による最近の研究によれば、**キムチのプロバイオティクスは身体の免疫機能を適切に調節する作用があり、インフルエンザの予防効果がある。**キムチを日常的に食べることで、風邪やウイルスに感染しにくくなる。

60秒脳力アップ 38 太極拳や気功で脳の健康を高める

太極拳は美しく優雅な運動であるだけでなく、多くの研究によってその脳への健康効果が明らかになっている。フロリダ大学のイボンヌ・キャレイロらの研究によると、**太極拳を生活にとりいれている人は、認知機能の低下の度合いが少なかった。**毎週1時間、太極拳の練習を12週間にわたって続けたパーキンソン病患者は、精神面、身体面での向上が見られた。同じく中国古来の運動である気功にも、被験者の睡眠の質を高める効果が見られた。

ドイツ、ボン大学の研究では、さまざまな重症度のパーキンソン病患者56人を対象にして、週2回、90分間の気功エクササイズのグループ指導を2カ月間受けさせ、2カ月の休憩を挟んで、さらに2カ月間気功の練習をさせた。被験者の状態を、開始時、3カ月後、6カ月後、12カ月後に評価したところ、3カ月後から6カ月後に、パーキンソン病の症状の改善がみられた。1年後（実験終了から半年後）にも効果は持続しており、気功がパーキンソン病患者に長期的なメリットをもたらすことが示された。

『International Journal of Neuroscience』誌に掲載された研究によれば、気功を6週間実践したパーキンソン病患者の症状が改善した。また、気功の実践後、睡眠の質が改善し、歩行能力が大幅に改善した。この研究は規模こそ小さいものの、その結果が示唆するものは大きい。パーキンソン病の症状を改善する作用があるものは、何であれ真剣に検討する価値がある。特に、薬物とは違い副作用がないものであればなおさらだ。

気功でメリットを享受できるのはパーキンソン病患者だけではない。『Explore』誌に掲載された研究は、気功が軽度の外傷性脳損傷の回復に役立つかもしれないことを示唆している（これは、中～重度の外傷性脳損傷に役立たないという意味ではない。この研究では、これらの患者は対象外であった）。

太極拳や気功をはじめるのは難しくない。教室に申し込む、図書館やインターネットで教材用の動画を見る、入門書を読む、などの方法がある。これらの運動には、脳の健康を改善するうえで、とり組むだけの十分な価値がある。

太極拳や気功は体内の臓器の機能を整えるので、さまざまな健康効果も得られる。

60秒脳力アップ 39 瞑想のさまざまなメリットを享受する

瞑想によって、脳を傷つけるストレスの作用を鎮められる。

瞑想は、脳に悪影響を与えるストレスと、その結果として生じるストレスホルモンを抑制するのに極めて効果的だ。宗教と関連付けられることは多いが、瞑想の実態は宗教的な教義を超える、シンプルな身体・精神的な技法である。日常生活のストレスから離れ、静かに心に意識を向ける。このわずかな労力で、はかりしれないほど大きなメリットが得られる。

『Health Behavior News Service』誌に掲載されたウィスコンシン大学のリチャード・J・デビッドソンによる研究によれば、脳スキャンと血液検査の結果、瞑想にはポジティブな効果があることが示された。バイオテクノロジー企業の従業員48名を対象としたこの研究では、半数が1日1時間（週に6時間）、録音された指示に従い瞑想を実践し、残りの半分は瞑想をしなかった。その結果、瞑想者は非瞑想者に比べて脳の電気活動が大きいことがわかった。瞑想がもたらした良い効果のなかには、瞑想の実践を止めてから最大4カ月間も継続したものもあった。

また、**瞑想がもたらす気分や痛覚閾値、免疫系活動、気管支・動脈平滑筋緊張の改善、あるいはストレスホルモンや慢性的なストレスの悪影響の低減を示す研究もある。**

脳の血の巡りを良くするものは何かと考えたとき、真っ先に瞑想を思い浮かべる人はそうはいないはずだ。たいていは、心拍数を上げる運動を連想するはずだ。しかし瞑想が脳の血行を高めることは、研究によって証明されている。そして、瞑想は怪我などの事情によって運動ができない人でも実践しやすい。

瞑想で脳への血流を増やす

『Psychiatry Research』誌に掲載されたＵＣＬＡブレイン・マッピング・センターによ

る研究では、瞑想の経験が豊富な10名の被験者に、集中ベースの技法と、呼吸ベースの技法の2種類の瞑想を行わせ、瞑想の実行前、実行中、実行後の脳の状態を、MRIを用いてスキャンした。その結果、**瞑想によって脳の4つの領域が影響を受け、脳への血流が増えていることがわかった**（2種類の瞑想技法は異なるパターンで脳への血流を増加させていた）。

この分野の研究はまだ初期段階にあるが、将来的に瞑想が脳への血流に良い影響をおよぼすという研究結果を、脳損傷や脳卒中の治療、さらには脳の健康維持に応用できるかもしれないと期待されている。

瞑想は学びやすく、高価な道具や設備が不要であり、やる気とわずかな時間さえあれば、場所を選ばずに行える。前述した実験の被験者は1日1時間も瞑想を実践していたが、1日に数分でも効果がある。

瞑想にはさまざまな種類がある。だが、どれを選べばよいかで必要以上に悩んでいると、何もはじめられなくなる。ナイキのスローガンである、「ジャスト・ドゥー・イット」の精神に従い、まずはどれか1つをはじめてみよう。「時間がない」「疲れている」など、言い訳は山ほどあるだろうが、忙しいのはみんな同じだ。どう時間を使うかは、自分次第だ。

瞑想には注意力を高める効果もある。『International Journal of Yoga』誌に掲載された研究によれば、瞑想の訓練をした子供の注意力の持続時間が高まった。13〜16歳の20

8人の子供（男子132人、女子76人）に、瞑想と休憩技法を用いたヨガベースのリラクゼーション訓練を実施したところ、子供の注意力の持続時間が高まった。休憩技法でも注意力は高まったが、性別や年齢にかかわらず最大の効果があったのは瞑想だった。

この研究では子供（特に、注意欠陥多動性障害を持つ子供）を対象にしていたが、瞑想がもたらす効果が成人にも当てはまることが考えられる。

脳に効くマインドフルネスの実践法

瞑想にはさまざまな種類がある。呼吸法を重視したもの、歩きながら行うもの、座って行うもの、マインドフルネス瞑想法、ガイド付き瞑想、視覚化、祈り、などだ。

まずは1日に10分間以上瞑想することからはじめよう。想念が浮かんできたら、それを無理に頭から消し去ろうとはしないこと（そうしようとしても、たいていはうまくいかない）。想念を認識し、それを手放して、流れ去るのを観察する。再び同じ想念が湧いてきても、同じように認識し、それをやり過ごす。瞑想も他の活動と同じく、身につけるためには訓練や忍耐が必要だ。独学ではうまくできないという人は、瞑想の教室に参加しよう。初心者に瞑想のやり方を教えてくれたり、定期的にグループで瞑想を実践したりするクラスが見つかるはずだ。

ここでは、シンプルで効果的な瞑想の実践方法を紹介しよう。
瞑想中は、心が落ち着くような静かな音楽をかけてもいいし、何も音楽を聴かずに実践してもいい。

1. 静かで快適な場所に座る。子供がいる人は、静かに時間を過ごしたいので、うるさくしないようにと伝える。ストレスを解消し、心を解放する時間をつくれば、良い親として振る舞いやすくなる。目を閉じ、頭をまっすぐにし、肩の力を抜く。
2. ゆっくりと深呼吸をする。呼吸をするときに力まない。リラックスし、できるだけ深く、観察しながら呼吸をする。
3. 吸った息で腹部を広げていく。息を吸いながら腹部を広げ、吐きながら戻していく。
4. 10分間以上、深呼吸を続ける。それ以上続けてもかまわない。

瞑想を毎日実践し、少しずつ時間を増やしていく。瞑想用のアプリやCD、動画、DVDなどを活用してもいいだろう。

瞑想は過食行動の抑制や肥満の解消にも効果的だ。やけ食いなどの行為を減らせるなどのメリットがある。

60秒脳力アップ 40

ストレッチと有酸素運動で記憶力を向上させる

ストレッチ運動や有酸素運動は、長・短期的な記憶力を高める。

定期的なストレッチやサイクリングには、長・短期的な記憶力を高める大きな効果がある。ドイツ、ハンブルク大学のカースティン・ホッティングらは、運動習慣を持たない40歳から56歳の男女68人の被験者に、ストレッチやサイクリングを行わせ、運動習慣のない18人のグループを対照群とした。実験群の被験者は1時間のエクササイズを週に2回、監督下で行った。

ストレッチのエクササイズは、短めのウォーミングアップからはじめ、全身の主な筋肉をストレッチし、次に腕や足を複雑に動かしてバランスをとる運動をし、最後にリラクゼーション・エクササイズをして終了した。サイクリングのエクササイズでは、目標心拍数に到達してから45分間運動した後、クールダウンをして終了した。被験者の記憶力や認知能力を測定したところ、**毎週一定の時間ストレッチをした被験者の短期記憶が高まり、週**

に1〜2時間サイクリングのエクササイズをした被験者の長期記憶は6カ月後に高まっていた。この研究はまた、異なるタイプの運動を組み合わせることで相乗効果が生まれ、脳全体の機能が高まることを示唆している。サイクリングのグループとストレッチのグループの両方が、エクササイズをしなかった対照群よりも記憶力テストの結果が良かった。

加齢にともない（特に、成人期後半に）脳の記憶を司る部位である海馬は収縮していく。この研究は、**運動によって海馬が成長する可能性があることを示している。これは、記憶力の向上につながる。**

サイクリングのグループは、学習した内容を長期的に記憶することにおいて、ストレッチのグループおよび対照群よりも優れていた。ストレッチのグループは、注意力のテストでサイクリングのグループよりも優れていた（注意力のテストは、被験者が用紙に書かれた文章のなかから特定の文字を見つけてそれを素早くマークするという方法で行われた）。

他の研究によれば、運動習慣がない人が運動をはじめることで、脳の血行が良くなり、記憶力テストのスコアが向上した。

ハードな運動は不要

ハードな運動をする必要はない。週に2回の1時間のストレッチか、週に2回の1時間以上の有酸素運動を目安にしよう（前述した研究の被験者は、目標心拍数で45分間サイクリングをした後、クールダウンとして15分間軽めのサイクリングをした）。

目標心拍数は簡単に算出できる。ただしこれは目安である。また、足の裏を地面に接地させる運動（ウォーキングやランニングなど。水泳やサイクリングは含まれない）を対象にしていることにも注意しよう。

まず、女性は226から、男性は220から自分の年齢を引く（サイクリングの場合はこの数値からさらに5を、水泳の場合は10を引く）。

この値に0・5を掛けると目標最小心拍数、0・85を掛けると目標最大心拍数を算出できる。

たとえば40歳の男性は、まず220から40を引いて値180を算出し、次にこれに0・5を掛けた値の90が目標最小心拍数、0・85を掛けた値の153が目標最大心拍数となる。

前述したハンブルク大学の研究によれば、**サイクリングのグループは心臓の健康状態が15％向上し、心血管の全体的な健康状態が高まった**。週に2回、1時間以上のサイクリングを行うことで、同じような心臓への健康効果を期待できる。

60秒脳力アップ 41

ゲームとパズルで集中力を高める

ゲームやパズルは、短・長期的な記憶力、情報の保持、集中力を高める。

カリフォルニア大学バークレー校の研究によると、計画や記憶、抽象的思考を司る脳の部位を刺激する活動は、脳と免疫系を強化する。これらの活動には、日常的にパズルやゲームに親しむことも含まれる。

他の研究によれば、ゲームをすることは、短・長期的な記憶力や、集中力の向上に役立つ。アルツハイマー病や外傷性脳損傷などの脳疾患に罹患している人でさえ、記憶力ゲームやコンピューターによる脳トレーニングプログラムに参加すると、認知機能の改善が見られる。

『Archives of Neurology』誌に掲載された、アルツハイマー病患者10人、健常者65人、若者11人を対象にした研究によれば、脳を刺激する活動をしている人は、アルツハイマー病の原因の一つだと考えられているベータアミロイドが少なかった。この研究は、青年期や中年期に「脳トレ」ゲームや読書、執筆などを人よりも多くしている人は、ベータアミロイドのレベルが低く、アルツハイマー病を発症する可能性が低いと結論づけている。

『Brain Injury』誌に掲載された研究によれば、記憶力テストは成人の脳損傷患者の記憶力を改善する。この研究では、平均すると研究の37カ月前に外傷性脳損傷を患った成人21人を対象にして、脳トレーニングの効果を調べた。被験者はコンピュータープログラムを用いた記憶力訓練を5週間毎日行い、訓練の4週後と20週後に効果が評価された。その結果、**コンピューターを用いた体系的で集中的な記憶力訓練によって、被験者の認知機能が向上したことが示された**。

脳力アップに効果のあるゲームは数多いが、なかでもポジット・サイエンスが開発したコンピューター型脳トレーニングプログラム『The Brain Fitness Program』は、記憶力、注意力、情報処理力に大きな効果があることがわかっている。このプログラムにとり組んだ被験者の記憶力と注意力は、約10歳年齢が下の人と同等のレベルまで高まっていた。

脳に効くゲームとは

『Prevention』誌は、**記憶力、情報保持力、反応時間、集中力などの向上に効果がある**（そして、何よりも楽しい）ゲームを10点、同社のウェブサイト（www.prevention.com/content/brain-games）で紹介している。こうしたゲームは無料で利用できるものが多い。好みのゲームを見つけて、1週間に2～3種類のゲーム（あるいはそれ以上）をプレイしてみよう。「3週間脳力改善プログラム」の期間中、どれくらいうまくゲームをプレイできるようになったかを記録しよう。『スクラブル』などのボードゲームやジグソーパズル、新聞のクロスワードパズルや数独などをしてもいいだろう。

ゲームは脳に良いだけでなく、楽しく、ストレスを和らげる効果もある。カリフォルニア大学バークレー校の研究が示しているように、免疫システムも強化する。ウイルスに感染しにくくなることは、ゲームやパズルの嬉しい副産物だ。

60秒脳力アップ 42 ウォーキングで脳を大きく成長させる

毎日のウォーキングは、認知症の予防効果がある。

「脳を散歩やランニングに連れて行く」という考え方をしている人はめったにいないだろう。だが、ウォーキングの認知症予防効果を明らかにしたイギリスの研究者が推奨しているのは、まさにこの考えを持ち、それを実践することなのだ。

キングズ・カレッジで年齢と疾患の関係を研究しているクライブ・バラード教授は、**運**

動はパズル（脳の健康を保つ効果があることが証明されている）よりも認知機能の低下を遅らせる作用が強いことを明らかにした（191ページの「60秒脳力アップ」の項目41を参照）。具体的には、週に3回、きびきびとしたペースのウォーキングや適度なジョギングを40分行うと、認知症の悪影響を抑制する効果が見られた。

ピッツバーグ大学の研究でも、被験者が活発なペースでの40分間のウォーキングなど、適度な運動を週3回行った結果、脳の成長が見られたことがわかった。**成人の脳が毎年約1％縮小することを考えると、この研究で観察された1年で約2％の脳の増加が、いかに大きいかがわかる。**またこの研究では、55歳から80歳までの被験者が運動を定期的に行ったところ、海馬（記憶や空間把握に大きく関わる脳の部位）のサイズが大きくなることも発見した。

ケンブリッジ大学とアメリカ国立老化研究所による研究では、マウスを対象にして運動と脳の関係を調べたところ、1日平均24キロメートルを走らされたマウスは、運動をしなかったマウスに比べて記憶力テストで倍の成績を収めた。幸い、人間は毎日ハーフマラソンを走らなくても、このマウスが得たものと同じようなメリットを享受できる。

高齢者向けの「脳トレーニング」に関する長期的研究を率いる前述のバラード教授によれば、クロスワードパズルのような知的ゲームは、認知障害（認知症も認知障害の一種である）の観点からは脳の健康にほとんど影響せず、アルツハイマー病に対しても予防効果はない。もちろん、だからといってクロスワードや数独などのパズルを楽しむのを止める必要などはないが、部屋に閉じこもってばかりではなく、近所を散歩する習慣をつくることを心がけよう。

運動が健康に良いことは誰でも知っているが、それを裏付けるような研究も次々と見つかっている。ハーバード大学、スタンフォード大学、ロンドン・スクール・オブ・エコノミクスが実施し、『ＢＭＪ』（イギリス医学会会報）誌に掲載された、研究３０５件、被験者延べ34万人を対象にした大規模な調査によれば、**処方薬より運動の方が脳卒中を回復させる効果が高い**（興味深いことに、心疾患や前糖尿病の症状に関しては、運動と処方薬の効果に統計的に有意な差はなかった）。

処方薬はコストが高く、副作用というリスクもある。それだけに、運動はさまざまな疾患に苦しむ人にとっての良い選択肢になる。またこの調査は、運動が抑うつのリスクを軽減することも示している。とはいえ、医師から処方された薬の服用を止めることはお勧めしない。薬を服用しながら、運動を定期的に行うようにしよう。

世界保健機関（ＷＨＯ）によれば、運動不足は死因ランキングの第4位であり、毎年世界で約３２０万人の命を奪っている。私たちが運動をはじめるべき理由は、かつてないほどに揃っている。

ハーバード大、スタンフォード大、ロンドン・スクール・オブ・エコノミクスの研究者は、医師が患者に運動メニューを処方することを勧めている。こうした試みは、実際にカナダ、アルバータ州レドゥックをはじめとする地域社会で実践され、効果を上げはじめている。医師らによれば、運動の処方箋を書くことで、患者の運動への動機付けが高まるという。医師が1年間にわたり患者に運動の種類、強度、時間を記した「運動の処方箋」を与えたところ、200人以上の患者がこのアドバイスに従った。このプログラムに関わったレドゥック・ビューモント・デヴォン・プライマリケア・ネットワークのジャスティン・バルコ医師は、ニュージーランドの医学雑誌で読んだ「医師が運動メニューを指示することで、成人患者の運動量が1年間以上、10%増加する」という研究結果に触発されたのだという。とはいえ、もちろん医師の指示がなくても、運動によって脳の健康を高めることはできる。『Brain Sciences』誌に掲載された研究によれば、運動習慣のない42歳から57歳の被験者に、**わずか数カ月の運動で認知能力や脳機能の向上がみられ、言語学習や記憶力、心臓血管の健康状態にも良い影響が生じていた。**このような効果を得るためには、心拍数が上がるような運動をすることが必要だ。運動靴を履き、表に出て腕を振って歩き、脳の健康が改善していくのを実感しよう。

運動は習慣にした者の勝ち

「脳を健康にし、抑うつなどの脳疾患のリスクを軽減する」という運動のメリットを得るために、高価な道具やお洒落なウェアは必要ない。必要なのは、運動を習慣化しようという意欲だけだ。**運動しやすい時間帯を見つけて、週に5日間以上は身体を動かすようにしよう**。車や公共交通機関を使って通勤や通学をしている人は、歩ける区間を探してみよう。エレベーターやエスカレーターがあっても、階段を使うように心がけるのもいい。夕食後にすぐにテレビの前のソファに座り込むのではなく、外に出て散歩をしてみよう。自分に合った方法でとり組めばいい。

運動は、脳だけでなく、肺や心臓も健康にする。**深く呼吸し、血液を体内に巡らせることで、豊富な酸素を含んだ血液が、身体じゅうの細胞や組織に行き渡るようになる**。日常的な運動によって、結腸・乳がん、骨折、肥満、糖尿病、心血管疾患のリスクを軽減できる。ウォーキングによって、酸素が豊富に含まれた血液が脳に送り込まれるだけでなく、さまざまな健康リスクも減らせるのだ。

60秒脳力アップ 43

食べ過ぎに気をつけて脳を守る

食べる量を適切に保つことで、記憶力低下と認知障害を大幅に軽減できる。

本書ではこれまで、避けるべき食べ物と積極的にとるべき食べ物について説明してきた。だが、食事で脳を健康にするためには、過食にも気をつけなければならない。

最新の研究によると、過食は記憶力低下のリスクを倍増させることがある。『American Academy of Neurology』誌に掲載された、70歳から79歳までの1200人を対象にした研究によれば、1日の摂取カロリーが多いほど被験者の精神疾患の発症リスクが高まっていた。被験者には、軽度の認知障害（加齢に伴う記憶力の低下以上、本格的なアルツハイマー病未満の状態）を患う人も含まれ、毎日の摂取カロリー量に基づいて3つのグループに分けられた。その結果、もっとも多いカロリーを摂取していたグループは、軽度の認知障害の発症リスクが2倍になることがわかった。

食べ過ぎは記憶力低下や認知障害を招く。過食を避け、本書で紹介してきた脳と身体に良い食べ物を積極的にとろう。

食事量を計画的に減らす方法

摂取カロリーを減らせば、健康になり、記憶力の低下を防げる。逆に言えば、習慣的な過食は、記憶力低下や認知障害を引き起こす。だが、空腹に悩まされることなく、食べる量を少なくするにはどうすればいいのだろう？　イギリス、ブリストル大学の実験心理学部が発表した研究によれば、私たちがどれくらいの量を食べるかには食事時のいくつかの要素が影響している。この研究から、食事量を減らすためのヒントを得ることができる。

■**盛り付けの量を少なくする**——食卓に多くの食べ物があるほど、食べる量も増える。『Atlantic』誌に掲載された研究によれば、人は皿に盛られた食べ物を、量にかかわらず約92％を食べる。つまり、皿からはみ出すほどの大盛りであっても、ウサギの餌のように少量であっても、平均してそのうち92％を食べるのだ。これはレストランやファストフード店、さらには自宅でも大量の食事が目の前に出されることの多い現代人にとっては深刻な問題だ。盛り付けの量が多くなるほど、記憶力低下や肥満のリスクが高まる。皿に料理を盛り付けるときは、少なめにすることを意識しよう。

■**ビュッフェや「おかわり自由」の店は避ける**——私たちは、いくらでもおかわりができるとき、大量に食べ続ける傾向があり、満腹感も感じにくくなる。レストランでは、ビュッフェやおかわり自由のメニューは選ばないようにしよう。

■**前回の食事で何を食べたかを思い出す**――前回何を食べたかをよく覚えているときほど、次の食事での食事量は減る。たとえば、昼食に何を食べたかをはっきりと覚えているときには、夕食の量が減る傾向がある（前回の食事でたくさん食べたことに罪悪感を覚えるためか、それとも単に満腹感が持続しているだけなのか、理由は明らかにはなっていないが興味深いところだ）。食事の前に、前の食事で何を食べたかを思い出すようにすると効果的だ。

■**誰かと一緒に食べる。テレビを見ながら食べる**――「テレビを見ながら食事をしているときのほうが、たくさん食べてしまう」と思っている人もいるかもしれない。だが研究は、人は一人で食事をしているときは皿に盛り付けられた料理の97％を、人と一緒のとき、またはテレビを見ているときは89％を食べることを示している。だから、食べる量を減らすためには、友人や家族と一緒に食事をすることが効果的だ。一人でテレビを見ながら夕食をとるのも、この意味では悪いことではない。

カロリー摂取量を減らすことには、認知機能低下や肥満のリスクを減らすだけでなく、長生きにも効果がある。わずかな努力が、あなたの人生の時間を増やしてくれるのだ。

［著者］
ミシェル・ショーフロ・クック（Michelle Schoffro Cook）
栄養コンサルタント。オーソモレキュラー療法（栄養を補うことにより健康を維持する補完代替医療）実践者。自然医学およびホリスティック栄養学で博士号を取得。『The Probiotic Promise』『60 Seconds to Slim』『Weekend Wonder Detox』ほかの著書が世界的ベストセラーとなり、『ウーマンズ・ワールド』誌や『ハフィントンポスト』紙をはじめ多くのメディアで取り上げられる。電子雑誌『World's Healthiest News』を発行するとともに『Healthy Survivalist.com』『Care2』などの健康問題や環境問題を扱うウェブサイトに定期的にブログを掲載。カナダのアルバータ州在住。

［訳者］
児島 修（こじま・おさむ）
英日翻訳者。立命館大学文学部卒。訳書に『天才の閃きを科学的に起こす 超、思考法』『自分を変える1つの習慣』（ともにダイヤモンド社）、『やってのける』『自分の価値を最大にするハーバードの心理学講義』（ともに大和書房）などがある。

脳にいい食事大全——1分でアタマがよくなる食事の全技術

2017年11月22日　第１刷発行

著　者——ミシェル・ショーフロ・クック
訳　者——児島 修
発行所——ダイヤモンド社
〒150-8409　東京都渋谷区神宮前6-12-17
http://www.diamond.co.jp/
電話／03·5778·7232（編集）　03·5778·7240（販売）
装丁————井上新八
本文デザイン—布施育哉
校正————鷗来堂
DTP　———インタラクティブ
製作進行——ダイヤモンド・グラフィック社
印刷————八光印刷(本文)・共栄メディア(カバー)
製本————宮本製本所
編集担当——山下 覚

ISBN 978-4-478-10268-8

付録

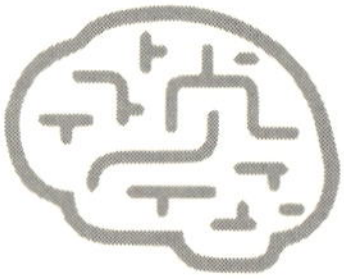

脳にいい！最高のレシピ集

基本的な考え方

健康的な食事はとりたいが、「時間がない」「お金がかかる」という理由で実行できていないという人は多いのではないだろうか。だが実際には、脳と身体に良い食事をすることには、時間も労力もお金もそれほどかからない。わずかな努力で、心身が健康になり、さまざまなことを実現するためのエネルギーが漲ることを実感できる。加工品や外食を減らして自炊を増やせば、食費も減らせる。脳と身体に良い健康的な食生活を実践するための基本的な考え方を理解していれば、外出中でも、育児中でも、仕事で忙しくても、簡単かつ財布にも優しい方法で、大きなメリットが得られる。

あると便利な調理器具

これから紹介する料理をつくるのに、特別な設備は必要ない。包丁やカッティングボード、フライパンやボウルなどのどこの家庭にもある調理器具があれば十分につくれる。それでも、あると便利な調理器具をいくつか紹介しておこう。

生野菜をふんだんに使ったサラダは、脳を健康にする食事のなかでも重要な役割を担っている。サラダスピナーがあれば、手早く野菜を洗い、水を切れる。手頃な価格で、良質のサラダスピナーが手に入る。カット野菜を買うのも便利な方法だ。

フードプロセッサーやジューサー、ミキサーも、料理の手間を省いてくれる。余裕があれば用意しておきたいのが、アイスクリームメーカーだ。アイスクリームが嫌いな人はめったにいない。本書にも、健康的なアイスクリームのレシピを記載している。アイスクリームメーカーがない場合は、自宅の冷凍庫の製氷皿で代用できる。

フードプロセッサー

フードプロセッサーがあれば、果物や野菜を切る、刻む、すりつぶす、スライスする、混ぜるなどの、手作業であれば何分もかかる作業をごくわずかな時間で行える。手頃な価格で良質のフードプロセッサーが手に入る。

ジューサー

果物や野菜を搾ってジュースにするというアイデアを世界で最初に思いついたのは、イギリス人のノーマン・ウォーカーだ。１８７５年生まれのウォーカーは、フランスの田舎で病気の療養をしていたとき、キッチンで女性たちがニンジンの皮を剥いているのを観察し、野菜に水分が多く含まれていることに気づいた。そして、野菜を搾ってジュースにして飲めば、健康の回復に役立つのではないかと考えた。その後、カリフォルニアに移住し、医者である友人とジュースバーを開き、さまざまな健康効果を謳うジュースを販売した。これが、北米での果物・野菜ジュースの大人気のきっかけになり、現在に至るカリフォルニア州の人々の高い健康意識の形成にも大きく貢

献した。

わずかな手間で、自宅でもジュースを楽しめる。もちろん、ジューサーがなくても脳の健康に良い食生活は送れるが、ジューサーの活用を強くお勧めする。新鮮な果物や野菜でつくったフレッシュジュースには、栄養がたっぷりと詰まっている。ジューサーの種類はさまざまだが、高価なものを買う必要はない。値段のせいで尻込みをしている人は、予算の範囲内で許せるものを買えばいい。高速遠心分離式のジューサーは廉価だが、ジュースに空気が混じりやすく、酸化を速める原因にもなってしまう（とはいえ、ジューサーを使わないよりも、ジュースをつくれるだけ、健康に良い食事ができる）。一方、低速タイプのジューサーは高価だが、ジュースが酸化しにくく、食物繊維やビタミン、ミネラルの量を保ちやすい。また、多機能で、果物や野菜のピューレ、ベビーフード、ナッツバター、冷凍デザートなどをつくれるものも多い。ハイパワーのミキサーでは、後述する「トータルジュース」や「ホールジュース」もつくれる。

レモンやライム、オレンジ、グレープフルーツなどの柑橘類に特化したジューサーもある。半分に切った柑橘類を手で押し搾るタイプのものもあれば、電動式のものもある。電動式のジューサーには、廉価なプラスチック製のものと、やや高価なステンレス製のものがある。私は手動型と電動型の両方を使っているが、良く使うのは廉価な手動型のものだ（搾ったジュースの受け皿が付いているタイプのものが便利だ）。搾ったジュースに果肉や種子が混ざっている場合は、ざるで濾そう。

ミキサー

夫と私の誕生日は１日違いだ。15年ほど前、共同の誕生日プレゼントとして、バイタミックスのミキサーを買った。このミキサーは日々の酷使にも耐え、12年も動き続けてくれた。私たちが健康のために購入したもののなかで、これほど値打ちがあったものもない。その後、新型のものに買い換えたが、これも使わない日はめったにない。健康的で美味しいスープ、スムージー、フラッペ、ジュース、アーモンドミルクをつくるのに、このミキサーは欠かせない。バイタミックスのような高性能のミキサーは、他の製品に比べて多くの機能を備えているが、それだけに値も張る。だが、ジューサーと同様、上位モデルを買う必要はない。廉価なモデルのもので、これから紹介するレシピのほとんどをつくれる。

外出時や旅行時の工夫

外出が多く、頻繁に外食をしなければならない人でも、わずかな工夫で、脳の炎症を防ぎ、全身の活力を高め、かつ美味しい食事を楽しめる。そのためのヒントを紹介しよう。

1. 飛行機や電車で移動する場合は、果物やサラダが機内や列車内で提供されているかどうかを事前に確認しよう。航空会社や鉄道会社の多くは、こうした健康

的なメニューを用意している。

2．車やバスで移動するとき、外出先で健康的な食事をとるのが難しい場合は、果物や野菜スティックを持参しよう。
3．レストランでは積極的にサラダを注文する。また、味の濃いドレッシングの代わりに、レモン汁やオリーブオイルを使うように頼んでみよう。たいていのレストランは、このリクエストに応えてくれる。メニューで材料をよく確認し、店員に尋ねたりして、十分な栄養価がとれる内容のものを注文しよう。
4．エスニック料理からは幅広い栄養が得やすい。中東（レバノン、トルコ、イラン、イラク、エジプト）やギリシャ、メキシコ、そしてアジア（日本、タイ、中国）料理のレストランでは、野菜や豆、全粒の穀物がふんだんに使われた料理を楽しめる。日本食やタイ料理、中華料理には、ＭＳＧが使われていることが多いので気をつけよう。
5．移動先で小腹が空いたときには、生のナッツや種子がうってつけだ。タンパク質や必須脂肪酸が多く含まれ、血糖値も安定させてくれるだけではなく、不健康な食べ物への欲求を抑えられる。
6．インターネットやガイドブックなどで、滞在先の地域にオーガニックのマーケットやレストラン、健康食品店があるかどうかを調べる。

旅先や外出先で健康的な食べ物を手に入れるのはちょっとした努力が必要だ。だが、その価値は十分にある。

この付録では、脳を健康にする、おすすめのレシピを紹介する。どれも美味しいものばかりなので、「健康のために我慢をしなければならない」といった気分にはならないはずだ。「朝食に何を食べたらいいかわからない」という人が多いので、朝食用のレシピも記載している。もちろん、デザートのレシピも用意した。ぜひ、気に入ったレシピを試して、脳の健康をアップしながら、味を楽しんでほしい。

朝食

●ブルーベリー・パンケーキ

食物繊維とカルシウムがたっぷりと含まれているこの美味しいパンケーキは、脳力アップのための朝食として理想的だ。とても簡単につくれるので、「なぜ今までパンケーキミックスを使っていたのだろう？」と思う人もいるはずだ。パンケーキミックスを使ったものより、味もいい。

○2〜4人分

［**材料**］

・アーモンド粉……1カップ
・タピオカ粉またはクズウコン粉……1／2カップ
・ベーキングパウダー（アルミニウム不使用のもの）……小さじ1〜2
・粗糖……小さじ1
・卵……1個
・豆乳……1カップ
・ココナッツオイル……少量
・生または冷凍ブルーベリー（解凍したもの）……1〜2カップ

［**つくり方**］

① ボウル（中サイズ）に、各種の粉、ベーキングパウダー、粗糖を混ぜる。卵と豆乳を加え、泡立つまで混ぜ合わせる。
② フライパン（中）を中火で熱して、ココナッツオイルを溶かす。①のパンケーキの生地をフライパンに入れる。
③ 2〜3分間焼く。表面の気泡がつぶれたら、パンケーキをひっくり返し、さらに2分間焼く。温かいうちに皿に載せる。
④ ブルーベリーを上に添える。

●エッグレススクランブル

「ターメリックが脳の健康に良いのはわかるが、どう料理すればよいかわからない」という人にうってつけの、簡単で美味しいレシピ。ターメリックが持つ抗炎症作用は脳と身体の低レベルの炎症を軽減してくれる。さまざまな栄養素や食物繊維、タンパク質、カルシウムが多く含まれているため、スクランブルエッグの代わりに食べたい一品だ。

○4人分
［**材料**］
・豆腐（崩したもの）……約250グラム
・トマト（芯をとり、4つ切りにする）……4個
・タマネギ（大）（刻む）……1個
・セロリ（刻む）……2本
・赤ピーマン（刻む）……1個
・天然塩……小さじ1
・クミン……小さじ1／2（必須ではないが、入れるとさらに美味しくなる）
・エクストラバージン・オリーブオイル……大さじ2
・ターメリック粉……小さじ1

［**つくり方**］
① ボウル（中）に、豆腐、ターメリック、塩、クミンを入れて混ぜる。
② ミキサーまたはフードプロセッサーで、トマトをすりつぶす。
③ フライパン（大）を中～弱火で熱し、エクストラバージン・オリーブオイルを入れる（煙が出ないように気をつける）。
④ タマネギを加え、よくかき混ぜながら、しんなりするまで5～10分ほど炒める。
⑤ セロリと赤ピーマンを加え、よくかき混ぜながら、しんなりするまで5分ほど炒める。
⑥ ①の豆腐を加えてよく火を通す。
⑦ ②のトマトを入れてかき混ぜ、よく味が混ざるまで5～10分ほどしっかりと炒める。

●モーニングスムージー

私の母は、朝からエネルギーを全開にしたい日には、ビタミンやミネラル、食物繊維が豊富なこのモーニングスムージーをコーヒーの代わりに飲んでいた。ベリーにはプロアントシアニジンが、ブドウにはレスベラトロールが含まれ、このスムージーを美味しくするだけではなく、脳の強化にも大いに効果を発揮する。

○1～2人分
［**材料**］
・バナナ……1本
・冷凍フルーツ（ブルーベリー、イチゴ、ブドウ）……1　1／2カップ
・亜麻仁またはチアシード（粉）……大さじ1
・グリーンパウダー（スピルリナやクロレラなど）……大さじ1、または新鮮なホウレンソウや他の緑黄色野菜……1カップ

・ココナッツオイル……大さじ1
・水……2カップ

［**つくり方**］

① ミキサーに、バナナ、亜麻仁（またはチアシード）、グリーンパウダー（またはホウレンソウか緑黄色野菜）、1と1／2カップの水を入れてよく混ぜる。
② スムージーが好みの濃度になるように、必要に応じて1／2カップの水を加える。
③ 出来上がったら、時間を置かずにすぐに飲む。

●リンゴ、シナモン、クルミ入りオートミール

寒い冬の朝に、素早くつくれる温かい朝食になる。オートミールやリンゴに含まれる食物繊維とシナモンは脳に安定したエネルギーを供給し、クルミや亜麻仁に含まれるオメガ３脂肪酸が脳を健康にする。

○1～2人分

［**材料**］

・オートミール（グルテンフリーのものが望ましい）……1／2カップ
・水……1／2カップ
・リンゴ……1／2個
・亜麻仁（粉）……大さじ1
・シナモン（粉）……小さじ1／4
・無塩生クルミ……大さじ1

［**つくり方**］

① 耐熱ボウルにオートミールを入れる。
② 水を沸騰させ、ボウルに注ぐ。
③ 2分間待つ。その間、リンゴを細かく刻んでおく。
④ リンゴ、亜麻仁、シナモン、クルミをオートミールに加え、よくかき混ぜる。
⑤ 出来上がったら、時間を置かずに食べる。

●ココ・アーモンドバターと桃を載せたグルテンフリートースト

グルテンフリーのパン（米粉やジャガイモ粉ではなく全粒粉）を使う。全粒粉には一般的に、キビやアマランサス、ライマメ、白インゲン豆、ヒヨコ豆の粉などを混ぜ合わせ、食感を柔らかくするためにタピオカやクズウコンが加えられている。健康食品店で入手できる。

○2人分

［**材料**］

・全粒粉のパン（グルテンフリー）……4枚
・ココ・アーモンドバター（次の項目を参照）
・桃（生、あるいは冷凍ものを解凍したもの）……1個

［**つくり方**］

① パンを焼く。
② ココ・アーモンドバターを塗り、スライスした桃を載せる。
③ 熱いうちに食べる。

●ココ・アーモンドバター

ココ・アーモンドバターには、中鎖脂肪酸トリグリセリド、オメガ3脂肪酸、食物繊維、カルシウム、マグネシウムなど脳を健康にする成分が豊富に含まれている。簡単につくれ、トーストやサンドイッチ、セロリスティック、クラッカーに合う。

○3と1／2カップ分

［**材料**］

・生アーモンド（無塩）……3カップ
・ココナッツオイル……1／3カップ
・亜麻仁油……1／2カップ

［**つくり方**］

① フードプロセッサーでアーモンドを細かく砕く。
② ココナッツオイルと亜麻仁油を加え、滑らかになるまで混ぜる。
③ ガラスの瓶に入れ、冷蔵庫で保存する（2週間程度日持ちする）。

飲み物

●ジンジャー・レモネード

爽やかな飲み口で、夏にぴったりのこのレモネードは、脳の健康にとっても最適な飲み物だ。ショウガに含まれる強力な抗炎症化合物、「ジンゲロール」を摂取できるし、天然の甘味料であるステビアを使っているので、人工的に甘く味付けされた市販のレモネードとは異なり急激な血糖値の変動を引き起こさない。

○4～5人分

［**材料**］

・レモン……5個
・ショウガ……1個
・液体ステビア……大さじ1　1／2（約90滴）（好みの分量で可）
・水……6カップ
・氷……適量
・ミントの葉……適量（好みに応じて）

［**つくり方**］

①　手動式（または電動式）の搾り器でレモンを搾る。
②　搾り汁を大きなピッチャーに注ぐ。
③　ショウガを搾り、搾り汁をピッチャーに加える。
④　ステビアを加え、水を注いで、かき混ぜる。
⑤　氷を入れたグラスに注ぎ、好みでミントを加える。

●アイス・ザクログリーンティー

‖　ザクロジュースと緑茶の効能を、１杯の爽やかな飲み物で味わえる。

○2～4人分

［**材料**］

・水……約1リットル
・緑茶パック……6個
・ザクロジュース……1杯
・氷……カップ2（好みに応じてこれ以上でも可）
・ステビア……適量（好みに応じて）
・ミントの葉……適量（好みに応じて）

［**つくり方**］

①　ヤカンで水を沸騰させ、ティーポットに注ぐ。
②　緑茶のティーバッグを入れ、5～10分経ったらとり出し、しばらく放置して冷やす。
③　大きなピッチャーにザクロジュースと、②の冷やした緑茶を入れる。
④　氷2カップと、好みに応じてステビアを加える。
⑤　よく混ぜ合わせたらグラスに注ぎ、好みに応じてミントと氷を加える。

●ザクロ・レモネード

現代生活のストレスを和らげる清涼剤になるだけでなく、脳を健康にするザクロとレモン汁の栄養素がたっぷりと詰まっている。天然甘味料のステビアのおかげで、砂糖で甘く味付けされた市販のレモネードとは異なり、血糖値を安定させて、脳にエネルギーを絶え間なく供給できる。これは、脳の炎症を予防するために極めて重要だ。何より、このレモネードは美味しい。

○4人分

［**材料**］

・レモン……5個
・液体ステビア……大さじ1と1／2（約90滴）（好みの分量で可）
・水……5カップ
・ザクロジュース……1カップ
・氷……適量

［**つくり方**］

① 手動式（または電動式）の搾り器でレモンを搾る。
② 搾り汁を大きなピッチャーに注ぐ。
③ ザクロジュースをピッチャーに加える。
④ ステビアを加え、水を注いで、かき混ぜる。
⑤ 氷を入れたグラスに注ぐ。

●パンプキンスパイス「ラテ」

このレシピはコーヒーでもつくれるが、焙煎したタンポポの根を一度は試してみることをお勧めする。タンポポの根を焙煎すると、コーヒーに似た香りと味わいを楽しめる。タンポポをコーヒー代わりにするなんて、と思う人もいるかもしれないが、焙煎したタンポポの根ほど過小評価されている天然のスーパーフードもない。これは簡単に手に入る、再生可能な天然の資源だと言える。

庭に生えているタンポポを引き抜いて使うことに抵抗があるのなら、健康食品店で購入しよう。焙煎されたタイプや、生のタイプが売られている。生のタイプは、細かくカットしてベーキングシートに置き、オーブンで90度強で、1～2時間、好みに応じてローストする（焙煎時間が長くなると風味が濃くなる）。高出力のミキサーやコーヒーミルで挽き、密閉したガラス瓶で保管する。健康食品店では、焙煎した粉タイプのタンポポコーヒーを、「コーヒーの代替品になる」といったラベルを付けて売っている。タンポポを自分で採る場合は、その一帯で殺虫剤が撒かれていないことを確認しよう。雨の後は地面が柔らかく、引き抜きやすい。

この美味しいパンプキンスパイスラテは、人工の原料が使われておらず、砂糖の量もはるかに少ない。私は個人的に甘い飲み物が好きなので、ココナッツシュガーを多めに入れている。このラテは、好みに応じてホットでもアイスでも楽しめる。

○2人分

［**材料**］

- ・アーモンドミルクまたはココナッツミルク……1と1／2カップ
- ・カボチャのピューレ……1／3カップ
- ・焙煎したタンポポの根（粉）……大さじ1
- ・ココナッツシュガー……大さじ1と1／2（好みに応じてそれ以上でも可）
- ・シナモン（粉）……大さじ1（＋好みに応じて飲む際に表面に振りかける）
- ・クローブ（粉）……小さじ1／8
- ・ナツメグ（粉）……小さじ1～3（＋好みに応じて飲む際に表面に振りかける）

［**つくり方**］

① ミキサーで、アーモンドミルク（またはココナッツミルク）、カボチャ、タンポポ、ココナッツシュガー、シナモン小さじ1、クローブ、ナツメグ小さじ1／3を混ぜ、クリーム状になるまでブレンドする。

② 飲む際に、シナモンとナツメグを振りかける。

※ホットで飲む場合は、小さな鍋にラテを注ぎ、強めの中火で適度にかき混ぜながら5～10分（または一定の温度に達するまで）加熱し、シナモンとナツメグを振りかけて、時間を置かずに飲む。

●アーモンドミルク

新鮮でクリーミーなアーモンドミルクを手作りすれば、そのまま飲んだり、焼き菓子に使ったり、フルーツスムージーのベースにしたりできる。

○2～4人分

［**材料**］

- ・水（アルカリ性のものが望ましい）……2カップ
- ・生アーモンド（無塩）……1／2カップ
- ・液体ステビア……8滴（または好みの分量）

［**つくり方**］

① ミキサーに水を注ぎ、アーモンドとステビアを加えて、滑らかになるまでブレンドする。

② チーズクロスやナッツミルクバッグ（たいていの健康食品店で入手できる）で

濾す。

③　蓋付きのピッチャーに入れて冷蔵庫で保存する（1週間ほど保存できる）。

●ウォーター・ベリー・ジュース

このジュースにはグルタチオンなどの脳を健康にする栄養素がぎっしりと詰め込まれている。グルタチオンは毒素を体内から排除し、脳を守る。健康面のメリットはもちろん、何よりその美味しさのためにこのジュースが大好きになるはずだ。

○2人分

［**材料**］

・カットしたスイカ……2カップ
・冷凍イチゴ……1カップ

［**つくり方**］

①　ミキサーで、スイカとイチゴを滑らかになるまでブレンドする。
②　出来上がったら、時間を置かずに飲む。

●グリーン・ゴッデス・ジュース

青リンゴ（グラニー・スミスなど）の酸味とわずかな甘みは、セロリとキュウリの高い栄養価に風味を加え、美しいライトグリーンのジュースをさらに美味しく、健康的にする。ミントは夏の暑い日にぴったりの爽やかな味わいを加えてくれる。

○1～2人分

［**材料**］

・キュウリ……1本
・ミントの葉……6枚
・青リンゴ……1個
・セロリ……3本

［**つくり方**］

①　ジューサーで、キュウリ、ミント、リンゴ、セロリを混ぜ合わせる。
②　出来上がったら、時間を置かずに飲む。

前菜、ディップス、スプレッド

●サウスウエスタン・ブルスケッタ

イタリア料理にメキシコ料理のテイストを加えた一品。毎日でも飽きずに食べられるほど美味しい（毎日食べたとしても、それでも健康にいい）。軽食、前菜、ランチ用に簡単につくれる。

○2～4人分

［**材料**］

・発芽小麦パン（またはイースト不使用の玄米パン）……4～6切れ
・ニンニク……1片
・アボ・サルサ……適量（付録14ページ）

［**つくり方**］

① トースターかオーブンでパンをカリッとするまで焼く。
② 焼いたパンにすりおろしたニンニクを塗る。
③ パンにアボ・サルサを載せる。
④ 出来上がったら、時間を置かずに食べる。

●グアカモーレ

このディップは、トルティーヤチップやニンジンスティック、セロリスティック、スライスした赤や緑のピーマン、ブロッコリーやカリフラワーなどに合う。ラップやサンドイッチ用のスプレッドとしても使える。すぐに色が落ちるので、出来上がったら時間を置かずに食べること。

○2～4人分

［**材料**］

・アボカド……1個（皮をむき、核をとり除いたもの）
・ライムの搾り汁……1／2個分
・コールドプレス製法でつくられたオーガニックの亜麻仁油……大さじ1
・天然塩……ひとつまみ

［**つくり方**］

① フードプロセッサーにアボカド、ライムの搾り汁、亜麻仁油、塩を入れ、滑らかになるまでブレンドする（ハンドミキサーを使ってもよい）。

●ガーリック・グアカモーレ

［**つくり方**］
上記のグアカモーレに、すりおろしたニンニク1片を加える。

●脳力アップ・バター

この柔らかく健康的なバターの代替品は、焼いたパンやトースト、蒸し野菜や焼き野菜に合う。亜麻仁油に含まるオメガ３脂肪酸は加熱すると酸化するので、火を使った調理には使わないこと。

○約1カップ分

［**材料**］
・オーガニックのエクストラバージン・ココナッツオイル……1／2カップ
・コールドプレス製法でつくられたオーガニックの亜麻仁油……1／2カップ

［**つくり方**］
① 小鍋に入れたココナッツオイルを弱火で熱して液体にする。
② 直後に火を止め、亜麻仁油を加えてよくかき混ぜる。
③ 器に注ぎ、固まるまで冷蔵庫で冷やす。
④ 密閉容器に入れて冷蔵庫で最長6カ月間保管する。

●バターバジル

上記の②で亜麻仁油を加えた直後に、細かく刻んだひとつかみのバジルを足してかき混ぜる。

●脳力アップサルサ

この驚くほど新鮮なサルサは、たったの５～10分でつくれる。しかも、使い道が多い。焼いたトルティーヤチップやビーンチップ（健康食品店で入手できる）にも合うし、セロリのスティックにつけても、ドレッシング代わりにサラダに振りかけてもいい。焼きたてのパンに載せれば、素早くつくれて美味しい前菜になる。

○4～6人分

［**材料**］
・ニンニク1片
・唐辛子（小）（種は取り除く）……1と1／2本（種を取り除く際には、ビニール

の手袋を着用すること）
・新タマネギ（5センチ大にカットする）……1個
・コリアンダー……少量
・トマト（大、4分割する）……3個
・ライムの搾り汁……1個分
・オオバコ種皮（粉）……小さじ2
・天然塩……小さじ1／2

［**つくり方**］
① フードプロセッサーにニンニクと唐辛子を入れ、細かく砕く。
② 新タマネギ、コリアンダー、トマト、ライムの搾り汁、オオバコ種皮、天然塩を加え、粗く砕く。
③ 密閉容器に入れて冷蔵庫で保存する（3日間程度日持ちする）。

●アボ・サルサ

上記のサルサに、サイコロ状に切ったアボカドを加え、軽くふって混ぜ合わせる。クリーミーな味わいを楽しめる。

●フムス

フムスは数千年にわたって中東で広く親しまれてきたディップで、食物繊維やビタミンC、鉄、カルシウムが豊富に含まれている。サンドイッチやサラダ、ラップ、ビーンチップ、トルティーヤチップ（健康食品店で入手できる）などに合う。私は前菜やサイドディッシュとして、セロリで掬い取って食べるのが大好きだ。

○4人分
［**材料**］
・ヒヨコ豆（加熱調理したもの）……2カップ
・レモンの搾り汁……1個分
・にんにく大……1片（または小2片）
・タヒニ（生）（別名＝胡麻バター）……1／4カップ

［**つくり方**］
① フードプロセッサーで、ヒヨコ豆、レモンの搾り汁、ニンニク、タヒニを滑らかになるまで混ぜ合わせる。
② 密閉容器に入れて冷蔵庫で保存する（1週間程度日持ちする）。

スープとシチュー

●野菜と野生米のスープ

美味しくて具だくさんのスープで、寒い夜にぴったりだ。野生米と野菜のおかげで、たっぷり栄養が詰まっている。

○6～8人分

［**材料**］

・タマネギ（中）（みじん切り）……2個
・ニンジン（好みの切り方でカット）……2本
・ジャガイモ（好みの切り方でカット）……2個
・サツマイモ（小）（好みの切り方でカット）……1個
・カボチャ（小）（好みの切り方でカット）……1／2個
・野生米……1／2カップ
・乾燥バジル……小さじ1
・赤唐辛子（粉）……少量
・天然塩……小さじ2
・水……10カップ
・オリーブオイル……大さじ3

［**つくり方**］

① 大鍋に油を引き、弱めの中火でタマネギをよくかき混ぜながら10分またはわずかに茶色になるまで炒める
② ニンジン、ジャガイモ、サツマイモ、カボチャ、野生米、天然塩、水、乾燥バジル、赤唐辛子を加える。
③ 強火にしてスープを沸騰させたら、弱火にして1時間煮込む。
④ または、スロークッカーを使って、炒めたタマネギに②の材料を加えて、強火で6～8時間煮込む。

●ローストキャロットスープ

贅沢で美味しく、手早くつくれるクリーミーなスープだ。簡単にできるので、あまり手の込んだ料理をしたくない気分のときにうってつけだ。それでいて、豊かな味わいを楽しめる。

○2～4人分

［**材料**］

・ニンジン（大）（好みの切り方でカット）……6本

・ニンニク……2片
・クミンパウダー……小さじ1／2
・天然塩……小さじ1
・赤唐辛子……少量
・水……3～4カップ（好みに応じて）
・エクストラバージン・オリーブオイル……大さじ2

［**つくり方**］

① 大鍋にオリーブオイルを引き、ニンジンを弱めの中火でよくかき混ぜながら20～30分、柔らかくなるまで炒める。
② ニンニクを加え、ニンニクが柔らかくなり、ニンジンがほんのりと茶色になるまで、よくかき混ぜながらさらに炒める。
③ ミキサーに②のニンジンとニンニクを入れ、クミン、塩、赤唐辛子、水を入れて、滑らかになるまでブレンドする。
④ ③のスープを大鍋に戻し、温める。バイタミックスミキサーを使用している場合は、スープが熱くなるまでブレンドを続ける。
⑤ 出来上がったら、時間を置かずに食べる。

●レンズ豆のシチュー

冬の寒い夜にぴったりのシチューだが、1年をつうじて食べたくなるほど美味しい。チアミンやカリウム、鉄、モリブデンなどが豊富に詰まっている。レンズ豆には26％ものタンパク質が含まれている。これは植物性の食品のなかでは極めて高い。さらに、調理済みのレンズ豆1カップで、1日に必要な葉酸の約90％と、食物繊維15グラム以上を摂取できる。私は緑色とオレンジ色のレンズ豆でこのシチューをつくったが、どちらも美味しかった。乾燥レンズ豆があればつくれるので、事前の下ごしらえについて心配する必要もない。ぜひこのシチューを楽しんでみてほしい。

○4～6人分

［**材料**］
・タマネギ（中）（みじん切り）……1個
・乾燥レンズ豆……1　1／2カップ
・サツマイモ（中）（みじん切り）……1個
・ジャガイモ（中）（みじん切り）……1個
・セロリ（みじん切り）……2本
・乾燥バジル……小さじ1
・乾燥オレガノ……小さじ1
・乾燥タイム……小さじ1／2
・セロリシード……小さじ1

・天然塩……小さじ1　1／2
・挽きたての黒コショウ……好みの分量
・水……8カップ
・エクストラバージン・オリーブオイル……大さじ1

［**つくり方**］
① 大鍋に油を引き、中火で加熱する。タマネギを入れ、わずかに茶色になるまでよくかき混ぜながら炒める。
② レンズ豆、水、サツマイモ、ジャガイモ、セロリ、バジル、オレガノ、タイム、セロリシード、塩、コショウを加える。
③ 強火にして沸騰させる。
④ 蓋をして、弱めの中火で1時間、レンズ豆によく熱が通るまで煮る。
⑤ または、時間を節約する方法として、②の材料をスロークッカーに入れ、朝から弱火で6～8時間煮る。仕事を終えて家に帰れば、美味しくボリュームのあるシチューが出来上がっている。

サラダとサラダドレッシング

●サラダのアイデア

「サラダ」と聞いて、少量のレタスとトマトに化学調味料がたっぷり入ったドレッシングをふりかけたものを連想し、あまり積極的に食べたくはないと思っている人もいるかもしれない。だが、この本で紹介する脳に効くさまざまなサラダは、こうした一般的なサラダよりもはるかに健康的で、美味しいものだ。サラダだけを、一回の食事にすることもできる。

毎日、ボリュームのあるサラダを一度は食べるようにしよう。習慣にすれば、それがいかに簡単で楽しく、創造的であるかがわかるはずだ。

まずは、美味しく栄養価の高いサラダを簡単につくれるように、材料を列挙する。これらを自由に組み合わせ、オリジナルのサラダを楽しんでみてほしい。ただし、このリストに記載した材料だけがすべてではない。毎日のサラダにバリエーションをつけるために、さまざまな材料を試してみてほしい。

○数分でつくれる、脳の健康に効くサラダの材料

［**材料**］
・赤チコリ
・アプリコット（乾燥、生、みじん切り好みの切り方でカット）
・アボカド
・亜麻仁（粉）

・アーモンド（スライスまたはみじん切り）
・アルファルファもやし
・イチゴ
・インゲン豆
・インゲン豆
・エンダイブ
・オニオンスプラウト
・オリーブ
・オレンジ（スライス）
・カボチャの種
・キャベツ
・キュウリ
・クルミ（生、無塩）
・クレソン
・グレートノーザンビーン
・グレープフルーツ（スライス）
・クローブ（好みの切り方でカット）
・玄米（炊いたもの）
・ゴマ
・コリアンダー（好みの切り方でカット）
・ザクロの種
・サツマイモ（すりおろし）
・サラダ菜
・ショウガ（すりおろし）
・食用花
・新タマネギ
・セージ（好みの切り方でカット、またはオリーブオイル少量を加えてカリッとするまで火を通したもの）
・セロリ
・セロリック（セロリの根）
・チェリー（核を抜いたもの）
・豆苗
・トマト
・ニンジン（千切りまたはすりおろし）
・バジル（好みの切り方でカット）
・パセリ（好みの切り方でカット）
・ビーツ（すりおろし）
・ヒマワリの種
・ピーマン（緑、黄色、赤）
・ヒヨコ豆

・フェヌグリークの芽
・ブドウ（紫色や赤色のものが望ましい）
・ブラックベリー
・プラム
・ブルーベリー
・ブロッコリー（好みの切り方でカット）
・ブロッコリーの芽
・ヘーゼルナッツ（好みの切り方でカット）
・ベビーリーフ（メスクラン）
・ホウレンソウ
・マッシュルーム（生または火を通したもの）
・松の実
・豆類（各種）
・緑豆
・ミント（好みの切り方でカット）
・桃（スライス）
・野生米（炊いたもの）
・ライマメ
・ラズベリー
・ラディッシュ
・リンゴ（スライスまたはすりおろし）
・レタス
・レッドクローバーの芽
・ローズマリー（ 好みの切り方でカット）
・ロメインレタス
・ワイルドサーモン（スモークまたは火を通したもの）

私はよく、お気に入りの食材（サツマイモや赤ピーマン、タマネギなど）を炒めたり焼いたりして生野菜のサラダに載せる。その日の気分に合わせてドレッシング（後述）を選べば、手軽で美味しいサラダのできあがりだ。食材の一部に火を通してつくった温かいサラダは、冷たいサラダとは対照的な味わいがあり、寒い冬の時期に適している。

COLUMN

切った野菜や果物をストックしておく

野菜や果物をスライスして冷蔵庫にストックしておけば、手軽にサラダに加えたり、そのまま食べたり、ディップにつけて食べたりして楽しめる。手の込んだ料理をする気分ではないときに、大いに役立ってくれる。ストックに最適なのは、ニンジンやベビーキャロット、カブ、キュウリ、セロリ、ラディッシ

ュ、サヤマメ、カリフラワー、トマト、ブロッコリー、ピーマン、パプリカなどだ。果物の場合は、リンゴやパイナップル、タンジェリン、オレンジ、梨などがいい。もちろん、他にもさまざまな野菜や果物を利用できるので、いろいろと試してみよう。

●サラダドレッシング

サラダドレッシングを自分でつくることを、難しく考えないようにしよう。自作のドレッシングは、ほんの数分でつくれ、冷蔵庫でしばらく保管でき、市販のものよりもずっと健康的だ。

ドレッシングのベースにするのは、コールドプレス製法でつくられた油（エクストラバージン・オリーブオイル、クルミ油、亜麻仁油）や、『ウドズ』（健康食品店で入手できる）のような健康的な油のブレンドだ。これに、レモンやライムの絞り汁やリンゴ酢（培養菌があるものを選ぶこと。瓶の底に若干の堆積物があるかどうかで判断できる）、バルサミコ酢、赤または白のワイン酢（亜硫酸塩が無添加のもの）を加える。以降のレシピでも、健康的で美味しいサラダドレッシングを紹介していく。

酸（レモンや酢）と油の比率は、１対３を基本にしよう。この比率だと、混ぜ合わせるのが簡単になる。次に、ハーブやベリーなどを足して、ドレッシングに豊かな味わいや栄養を加える。これらの材料を蓋付きの瓶に入れて手やハンドミキサーを使ってブレンドし、ドレッシングを滑らかにする。自作のドレッシングは、冷蔵庫で１週間ほど保管できる。２、３種類を常備しておくと、手早くバリエーションの豊富なサラダを楽しめる。

●ウォーム・ブラックビーンサラダ

ありふれたグリーンサラダとは違う何かを食べたくなったときに、うってつけの一品だ。冷たいサラダをあまり食べたくはないような寒い季節にも適している。温かく、栄養価が高く、美味しいサラダだ。

○2～4食分

［**材料**］

- タマネギ（中）（みじん切り）……1個
- トマト（好みの切り方でカット）……1個
- 黒豆（洗って水切りしたもの）……1缶（約400グラム）
- バジル（みじん切り）……少量
- 天然塩……小さじ1/2
- 乾燥オレガノ……小さじ1/2

・エクストラバージン・オリーブオイル……大さじ1

［**つくり方**］
① フライパンにエクストラバージン・オリーブオイルを入れ、中火でタマネギを10分ほど、少し茶色になるまでよくかき混ぜながら炒める。
② 豆、オレガノ、天然塩を加え、よくかき混ぜながら、豆に十分に火が通るまで1〜2分ほど炒める。
③ 火を止め、トマトとバジルを入れてかき混ぜる。
④ 出来上がったら時間を置かずに食べる。

●プロヴァンス風サラダ

プロヴァンスのハーブに、ラベンダーの素敵な香りを加えたエレガントなサラダ。ブルーベリーとラベンダーの組み合わせが素晴らしい。

○4人分
［**材料**］（サラダ）
・ベビーリーフ……1パック（約150グラム）
・アルファルファもやしまたはクローバースプラウト……少量
・アボカド（スライス）……1個
・ブルーベリー（生）……1カップ

［**材料**］（ドレッシング）
・バルサミコ酢……1／4カップ
・エクストラバージン・オリーブオイル……3／4カップ
・蜂蜜……小さじ1
・エルブ・ド・プロヴァンス……小さじ1
・天然塩……少量
・黒コショウ（挽きたて）……少量

［**つくり方**］（サラダ）
① ボウルに、ベビーリーフと好みの分量のドレッシングを入れてよく混ぜ合わせる。
② ①を皿に盛り、もやし、スプラウト、アボカドスライス、ブルーベリーを加える。
③ 出来上がったら、時間を置かずに食べる。

［**つくり方**］（ドレッシング）
① 密封性の高い蓋のある瓶にバルサミコ酢、エクストラバージン・オリーブオイル、蜂蜜、エルブ・ド・プロヴァンス、天然塩、黒コショウを入れて蓋をし、十

分に混ざるまでよく振る（ハンドミキサーやパーソナルミキサーを使ってもよい）。

●シトラス・ジンジャー・サラダ

味が強めだからといって、この素晴らしいサラダを敬遠しないでほしい。私もこの一品がお気に入りで、サラダを食べる気分ではないときでもよくつくっている。緑黄色野菜やスプラウト、ニンニク、ショウガ、柑橘類などの栄養が豊富で、身体と脳の健康に良い。

○2～4食分

［**材料**］（サラダ）

・タマネギ（薄切り）……1／2個
・レモンまたはライムの搾り汁……1／2個分
・天然塩……少量
・オリーブオイル……大さじ1
・ショウガ（千切り）……1個（5センチ大）
・ニンニク……1片（大）または2片（小）
・ベビーリーフ……1パック（約150グラム）
・緑豆……1～2つかみ（多め）
・アルファルファもやし、クローバースプラウト、他のスプラウト……1パック（約170グラム、自分で育てたスプラウトの場合は2カップ）

［**材料**］（ドレッシング）

・グレープフルーツの絞り汁……1／2個分
・レモンまたはライムの絞り汁……1／2個分
・オレンジまたはマンダリンオレンジの絞り汁……1／2個分
・エクストラバージン・オリーブオイル……適量
・天然塩……適量
・黒コショウ（挽き立て）

［**つくり方**］（サラダ）

① タマネギスライスを小ボウルに入れる。
② レモンまたはライムの搾り汁を加え、塩を振りかける。
③ そのまま5分間置く。これによって、タマネギの風味が増す。
④ 小さめのフライパンでエクストラバージン・オリーブオイルを弱火で加熱する。
⑤ ショウガとニンニクを加えて3～5分間、やや茶色になるまで炒めたら、火を止める。
⑥ ベビーリーフを皿に盛り、その上にアルファルファもやしまたはクローバースプ

ラウト、他のスプラウトを振りかけ、③のタマネギスライスを載せる（タマネギを漬けていた液は後でドレッシングとして使うので捨てずにとっておくこと）

［**つくり方**］（ドレッシング）
① 気密性の高い蓋のある瓶にグレープフルーツの搾り汁、レモンまたはライムの絞り汁、オレンジの絞り汁、エクストラバージン・オリーブオイル、天然塩、コショウ、タマネギを漬けていた液を入れ、よく振って混ぜ合わせる。
② ドレッシングをサラダに注ぐ。ニンニクとショウガを上に載せる。
③ 出来上がったら、時間を置かずに食べる。

●シトラス・センセーション・サラダ

出来上がったサラダ（上記）に、ブラッドオレンジ、オレンジ、グレープフルーツのスライスを加え、一番上にアボカドスライスを載せる。

●タイ風ヌードル・サラダ

材料の多さに怖じ気づかないでほしい。10分もあれば、この美味しくて、信じられないほど新鮮なサラダをつくれる。すべての材料が揃わなくてもかまわない。用意できるものだけで十分だ。私はこのサラダを初めて試してから、あまりの美味しさにその後１週間、毎日つくり続けた。さらに、ドレッシングは冷蔵庫で１週間は保管できるので、ランチやディナーを手早くつくりたいときに便利だ。

［**材料**］（サラダ）
・全粒粉の蕎麦、うどん、パスタ……1パック（約230グラム）
・ベビーロメインレタス……1／2パック（約150グラム）
・緑豆のスプラウト……2カップ
・ニンジン（すりおろし）……1本
・赤ピーマン（ざく切り）……1個
・サヤエンドウ（半分にカット）……1／2カップ（好みに応じて）
・新タマネギ（薄切り）……1個
・コリアンダー（好みの切り方でカット）……1／2カップ
・生ピーナッツ（無塩）……1／2カップ
・ライムウェッジ（ライムを櫛形に切ったもの）（ガーニッシュ用）……1個分

［**材料**］（ドレッシング）
・コリアンダー……1／4カップ
・ミント（好みの切り方でカット）……1／4カップ

・新タマネギ……1／2個
・ニンニク……1片
・ショウガ（3〜4センチ大）……1個
・ライムの搾り汁……大さじ3
・エクストラバージン・オリーブオイル……大さじ2
・アーモンドミルク……1／2カップ
・塩……小さじ3／4
・赤唐辛子（粉）……少量

［**つくり方**］（サラダ）
① 麺をパッケージの指示に従って茹で、水洗いをして水気を切る。
② 麺を茹でているあいだに、ドレッシングをつくる。

［**つくり方**］（ドレッシング）
① 広口の瓶に、コリアンダー、ミント、新タマネギ、ニンニク、ショウガ、ライムの搾り汁、エクストラバージン・オリーブオイル、アーモンドミルク、塩、赤唐辛子を入れる。
② ハンドミキサーでブレンドする（小型のミキサーやフードプロセッサーを使ってもよい）。
③ 皿にレタスを盛り付け、その上に麺を載せる。さらに、緑豆のスプラウト、人参、赤ピーマンなどを載せる。
④ ドレッシングをふりかける。
⑤ 新タマネギ、コリアンダー、ピーナッツをふりかける。ライムウェッジを添える。

メインディッシュ

●レンズ豆ハンバーグ

肉のハンバーグの代わりになる、美味しく栄養たっぷりの一品。一度味わったらレパートリーに加えたくなるはずだ。

○8個分
［**材料**］
・タマネギ（みじん切り）……1個
・レンズ豆（茹でてザルにあげておく）……3カップ
・オートミール……1カップ
・天然塩……小さじ1
・黒コショウ（粉）……ひとつまみ

・クミン（粉）……小さじ1／2
・オオバコ種皮……大さじ2
・エクストラバージン・オリーブオイル……大さじ3（大さじ1と大さじ2に分けて使う）

［**つくり方**］
① フライパンにエクストラバージン・オリーブオイル（大さじ1）を入れ、弱めの中火で加熱する。
② タマネギを入れ、わずかに茶色くなるまでよくかき混ぜながら炒める。
③ タマネギを炒めているあいだに、ボウルにレンズ豆を入れ、ポテトマッシャーですりつぶす。
④ オートミール、塩、コショウ、クミン、オオバコ種皮を加え、よく混ざるまですりつぶす。
⑤ ④に炒めたタマネギを加え、よくかき混ぜる。
⑥ ⑤を手でこねてハンバーグをつくる。しっかりと固めること。
⑦ エクストラバージン・オリーブオイル（大さじ2）をフライパンに入れ、ハンバーグを片側約5分ずつ、焼き色がつくまで焼く。

●バジル・レタス・トマト・ピーマン（BLTP）サンドイッチ

従来型のＢＬＴ（ベーコン・レタス・トマト）サンドイッチの、健康的な代替品になる。私の夫の大好物だ。バジル、レタス、トマト、ローストした赤ピーマンは素晴らしい組み合わせになる。

○2食分

［**材料**］
・全粒グルテンフリーパンまたは古代穀物パン……４枚
・赤ピーマン……1個
・バジル……1パック（約30グラム）
・唐辛子……６本（または挽きたての黒コショウ……適量）
・天然塩……小さじ1／4
・ニンニク（すりおろし）……1片
・トマト（スライス）……1個
・レタス……適量
・エクストラバージン・オリーブオイル……大さじ2

［**つくり方**］
① グリルを予熱する。
② パンの片面にオリーブオイルを塗る。
③ ４つ切りにした赤ピーマンに少量のオリーブオイルを塗り、グリルで５～10分

間焼き（その間、1回裏返す）、グリルからとり出す。

④ すり鉢（またはフードプロセッサー）にオリーブオイル大さじ1、バジル、コショウの実または挽いたコショウ大さじ1、塩を入れ、すりこぎでペースト状にする。

⑤ パンのオリーブオイルを塗った面を下（焼き面）にして2分間焼く。

⑥ パンの焼き面にすりおろしたニンニクを塗る。

⑦ パン（4枚のうち2枚のみ）の焼き面に④のバジルミックスを塗る。

⑧ バジルミックスの上に③の赤ピーマンを載せ、さらにトマトとレタスを載せる。

⑨ 残りの2枚のパンを上に載せて食べる。

●パイナップル・バジル・ライス

私は、この健康に良い穀物を美味しく食べるための方法をいつも探している。このメニューは、玄米をあまり好きではない人でも、気に入ってくれるはずだ。

○2～4食分

［**材料**］

・玄米……1カップ

・水……2カップ

・ココナッツオイル……大さじ2（大さじ1ずつ分けて使用する）

・バジル……ひとつかみ

・パイナップル（細かく刻む）……3／4カップ

・天然塩……小さじ1/2

［**つくり方**］

① 中鍋に、玄米、水、ココナッツオイル大さじ1を入れる。

② 強めの中火で熱して沸騰させる。

③ 沸騰したらすぐに火を弱火にし、蓋をして45～50分、玄米が水をよく吸い込むまで炊く。

④ ボウル（中～大）に、③の玄米、ココナッツオイル大さじ1、バジル、パイナップル、天然塩を入れて混ぜる。

⑤ 出来上がったら時間を置かずに食べる。

●乳製品を使わないパスタ・アルフレッド、アスパラガス添え

とても美味しくクリーミーなので、乳製品を使わないことで物足りないとは思わないはずだ。アスパラガスは味わいだけではなく、豊富な栄養も加えてくれる。

○2〜4食分

［**材料**］

・玄米パスタ……1パック（約450グラム）
・ニンニク……1片
・玄米粉……大さじ1
・無糖アーモンドミルク……1カップ
・天然塩小さじ……1／2
・挽きたての黒コショウ……好みの分量
・アスパラガス（3センチ大に切る）……1束（約450グラム）
・エクストラバージン・オリーブオイル……大さじ1

［**つくり方**］

① パスタを、パッケージの指示に従って大鍋で茹でる。
② その間、大きめのフライパンにエクストラバージン・オリーブオイルを入れて、中火で熱する。
③ ニンニクを加え、よくかき混ぜながら、ほんのりと黄金色になるまで1分ほど炒める。
④ 玄米粉を加えて混ぜ合わせ、30秒から1分、軽く茶色になるまで炒める。
⑤ アーモンドミルク、天然塩、コショウを加え、かき混ぜながら、1〜2分、色が濃くなるまで炒める。
⑥ アスパラガスを加え、しんなりするまで5〜10分、かき混ぜながら炒める。
⑦ ①の茹であがったパスタを⑥のソースに入れて混ぜ合わせる。
⑧ 出来上がったら時間を置かずに食べる。

●インゲン豆のラグー

イタリア風のレシピで、パスタ、チキン、魚、イタリアンの野菜料理のサイドディッシュに最適。インゲン豆の味わいが、トマトソースの風味をよく引き立てる。

○2〜4食分

［**材料**］

・ニンニク（みじん切りにしてすりおろす）……2片
・トマト（好みの切り方でカット）……3個
・インゲン豆……1／2カップ（入手できなければ、冷凍ものを使う）
・ズッキーニ（小）（ざく切り）……1本
・天然塩……小さじ1／8
・挽きたての黒コショウ……好みの分量
・エクストラバージン・オリーブオイル……大さじ1

［**つくり方**］

① 中サイズのソースパンで、エクストラバージン・オリーブオイルを引き、ニンニクを入れて、よくかき混ぜながらほんのりと黄金色になるまで中火で1〜2分ほど炒める。

② トマト、インゲン豆、ズッキーニ、塩、コショウを加えて蓋をし、弱めの中火で10〜15分、煮崩れしない程度に野菜に火が通るまで煮る。

●クイック・スペルト・ブレッド

　スペルトはグルテンフリーではないものの、多くの人の口に合う古代穀物だ。このパンをつくるのに、混練機やパン機は不要だ。10分もあれば材料を混ぜ合わせることができる。その後で50〜55分間、オーブンで焼いたら完成だ。

○10〜12食分

［**材料**］

・全粒粉のスペルト……1　3／4カップ
・マルチグレインまたはホールオーツ……1／2カップ
・ベーキングパウダー（アルミニウム不使用のもの）……小さじ1と1／2
・水……大さじ2
・ライスミルクまたはアーモンドミルク……1と1／4カップ
・蜂蜜……大さじ2
・エクストラバージン・オリーブオイルまたはココナッツオイル……1／2カップ
・亜麻仁（粉）（コーヒーミルで挽くことができる）……大さじ2

［**つくり方**］

① オーブンを約180度に予熱する。

② ローフパン（23cm×13cm程度の大きさ）に油を引く。

③ フードプロセッサーに粉類（スペルト、マルチグレインまたはホールオーツ、ベーキングパウダー）を入れて混ぜる。

④ ボウルに水、ライスミルクまたはアーモンドミルク、蜂蜜、エクストラバージン・オリーブオイル、亜麻仁を入れて泡立てる。

⑤ ④に③をゆっくりと注ぐ。よく混ざるまでかき混ぜる。

⑥ ⑤の生地をローフパンに注ぎ、50〜55分間焼く。

⑦ 5分〜10分間冷ます。

●グリルド・サーモンと プラム・ブルーベリー・グレープ・サルサ

何度でも食べたくなる美味しい一品。ガラムマサラは、フルーツ・サルサの新鮮な甘みの素晴らしいアクセントになる。味だけではなく、サーモンに含まれるオメガ３脂肪酸と、プラム・ブルーベリー・グレープ・サルサに含まれるプロアントシアニジン（環境毒素から身体を守る）で、健康効果も高い。

○2食分

［**材料**］（サーモン）

・ガラムマサラパウダー……小さじ1
・天然塩……小さじ1／4
・サーモンのフィレまたはステーキ……2枚

［**材料**］（サルサ）

・ブラックプラム（さいの目切り）
・ブルーベリー（生または冷凍）……1／3カップ
・紫ブドウ……1／2房
・コリアンダー（好みの切り方でカット）……ひとつかみ
・天然塩……少量
・白ワイン酢……少量
・蜂蜜……小さじ1／2

［**つくり方**］（サーモン）

① グリルを予熱する。
② ガラムマサラと塩をサーモン（フィレまたはステーキ）にすり込む（皮のない側）。
③ 皮側を下にしてフィレの場合は3分、ステーキの場合は5分、グリルで焼く。
④ 裏返して同じ時間だけ焼く。

［**つくり方**］（サルサ）

① ボウル（小）にブラックプラム、ブルーベリー、ブドウ、コリアンダー、塩、酢、蜂蜜を入れて混ぜる。
② ①のサルサを、焼いたサーモンの上にスプーンで載せる。

デザート

●ストロベリー・ブルーベリー・プリン

　もののの五分もあればつくれるので、甘いものを食べたくなったときに簡単にその欲求を満たせる便利な一品。

○2食分

［材料］

・アボカド……1個
・レモンの搾り汁……1／2個分
・冷凍ブルーベリー……1カップ
・イチゴ（生）……1／2カップ

［つくり方］

① フードプロセッサー（ハンドミキサーでもよい）にアボカド、レモンの搾り汁、ブルーベリー、イチゴを入れて、滑らかになるまでブレンドする。
② 出来上がったら、時間を置かずに食べる。

●乳製品を使わないバニラ・アイスクリーム

　とても手早くつくれ、栄養価も極めて高いアイスクリーム。何より、素晴らしく美味しい。アイスクリームメーカーを持っていない場合は、冷凍庫の製氷皿を使うことができる。

○2〜4食分

［材料］

・無塩の生カシューナッツ……2／3カップ
・デーツ……4個（甘みを強めたい場合はそれ以上）
・無糖アーモンドミルク……2　1／2カップ
・ピュア・バニラエキスまたはバニラパウダー（※注）……小さじ2

［つくり方］

① ミキサーに、カシューナッツ、デーツ、アーモンドミルク、バニラ（エキスまたはパウダー）を入れ、滑らかになるまでブレンドする。
② ①をアイスクリームメーカーに注ぎ、機械の指示に従ってアイスクリームをつくる。
③ 出来上がったら時間を置かずに食べる。

＊注——バニラパウダーはバニラビーンズを挽いたものであり、バニラシュガーと同じものではない。

●チョコレート・トリュフ

一般的なトリュフをつくるのに必要な二重鍋や温度計、高度な技術は不要だ。最低限の手間で、15分以内で美味しいトリュフをつくれる。「チョコレートをどうしても食べたい！」という欲求を満たしてくれるだけではなく、カルシウム、マグネシウム、食物繊維がたっぷりと含まれている。

○12食分

［**材料**］

・生アーモンド……2／3カップ
・デーツ……6個
・無糖ココアパウダー……大さじ2（＋トリュフをコーティングするために若干量）

［**つくり方**］

① フードプロセッサーで、アーモンドを細かく砕く。
② デーツとココアパウダー大さじ2を加え、滑らかになるまでブレンドする。
③ ②を大さじ1分（多め）すくいとり、手でこねてボール状にする。
④ ③のボールをココアパウダーの上で転がし、コーティングする。
⑤ ②がなくなるまで、③～④の工程を繰り返す。

●プラム・プリン

このプリンのクリーミーな食感と甘さのカギは、熟した果実を使っていることにある。私は、甘みが強いブラックプラムを好んで使っている。パパイヤが熟しているかどうかは、外見が黄色くなり、触ると柔らかくなっていることでわかる。プラムもパパイヤも、とても美味しく栄養価も高い。

○2～4食分

［**材料**］

・プラム（よく熟したもの）……4個
・パパイヤ（小）……1／2個、またはカットパパイヤ約1カップ
・蜂蜜（低温殺菌されていないもの）……小さじ1

［**つくり方**］

① ミキサーにプラム、パパイヤ、蜂蜜を入れ、滑らかになるまでブレンドする。

② 冷やしてから食べる。

●ピーチ・パイナップル・アイスクリーム

私がこれまで食べたなかで、一番と思えるほど美味しいアイスクリームだ。あまりにも美味しいので、これが健康に良いということが頭に思い浮かばないほどだ。しかも、これ以上ないほど簡単につくれる。5分ほどで材料を混ぜ合わせたら、あとは2時間凍らせるだけだ（アイスクリームメーカーを使用している場合はそれ以下でできる）。

○2〜4食分

［**材料**］

・カットパイナップル……2カップ
・桃（皮をむき、スライスする）……2個
・蜂蜜（低温殺菌されていないもの）……小さじ1

［**つくり方**］

① ミキサーに、パイナップル、桃、蜂蜜を入れ、滑らかになるまでブレンドする。
② ①を製氷皿に注ぎ、2〜3時間冷凍庫に入れる。
③ そのまま食べてもいいし、フードプロセッサーで砕いてシャーベット状にして食べてもいい。

●ストロベリー・ジェラート

あまりに美味しいので、出来上がったらたちまち無くなってしまうアイスクリーム。一度味わえば、私の言葉の意味がすぐにわかるだろう。このジェラートは、脳の健康に良い栄養素がたっぷり詰まっているだけでなく、つくるのも簡単だ。

○4食分

［**材料**］

・カットパイナップル……1　1／2カップ
・冷凍イチゴ……2カップ
・冷凍クランベリー……1カップ
・水……1カップ

［**つくり方**］

① ミキサーにパイナップル、イチゴ、クランベリー、水を入れ、滑らかになるまでブレンドする（ミキサーにタンパーが付属している場合は、それを使って成分

を同化させることでさらにスムーズにブレンドできる）。

●ストロベリー・チョコレート・ロワイヤル

ロマンチックな夜やチョコレートの欲求を満たすのにぴったりの、罪深くも美味しいデザート。ほんの数分でつくれる。

○2食分

［**材料**］

・アボカド（大）……1個
・有機無糖ココアパウダー……大さじ1
・ピュア・メープルシロップ……大さじ1
・バナナ（スライス）……1本
・イチゴ（スライス）……6〜10個

［**つくり方**］

① ボウル（中）にアボカドの身、ココアパウダー、メープルシロップを入れて、ハンドミキサーでココアパウダーがよく混ざるまでブレンドする。
② ワイングラス2つの底に①をひとすくい入れ、バナナスライス、次にイチゴスライスを重ねる。
③ 材料がなくなるまで、②の工程を繰り返す。

＊ヒント――このデザートは、出来上がったらすぐに食べるのが一番美味しい。